动物实验技术操作手册

主　编　李胜利

副主编　孟　霞　王晶晶

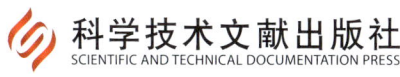

·北京·

图书在版编目（CIP）数据

动物实验技术操作手册 / 李胜利主编; 孟霞, 王晶晶副主编. -- 北京：科学技术文献出版社, 2024.11.
ISBN 978-7-5235-2189-2

Ⅰ. R-332

中国国家版本馆 CIP 数据核字第 2024JG0603 号

动物实验技术操作手册

| 策划编辑：梅　玲　责任编辑：李　晴　责任校对：张永霞　责任出版：张志平 |

出　版　者	科学技术文献出版社
地　　　址	北京市复兴路15号　邮编　100038
出　版　部	（010）58882943，58882087（传真）
发　行　部	（010）58882868，58882870（传真）
官 方 网 址	www.stdp.com.cn
发　行　者	科学技术文献出版社发行　全国各地新华书店经销
印　刷　者	北京时尚印佳彩色印刷有限公司
版　　　次	2024 年 11 月第 1 版　2024 年 11 月第 1 次印刷
开　　　本	710×1000　1/16
字　　　数	80千
印　　　张	7.25
书　　　号	ISBN 978-7-5235-2189-2
定　　　价	48.00元

版权所有　违法必究

购买本社图书，凡字迹不清、缺页、倒页、脱页者，本社发行部负责调换

编者名单

主　编　李胜利

副主编　孟　霞　王晶晶

编　委（以姓氏笔画为序）

　　　　　王　迎　王晶晶　卢　静　朱力鸣

　　　　　乔　欣　刘晓楠　池亚菲　杜小燕

　　　　　李　梦　李胜利　张　腾　孟　霞

　　　　　彭博雅　蒋　辉　焦　昆　翟亚南

前　言

实验动物科学的发展日新月异，动物实验技术的进步与变化也是有目共睹。为与时俱进，推陈出新，在继承中发展、在发展中实践，经过全体编者仔细打磨，推敲理论文字，完善示例插图，《动物实验技术操作手册》终于问世了。

坚持相关知识点符合实验动物新标准、新条例的要求，是本手册在编写之初就确立的理念。近年来，我国实验动物科学取得了长足发展，相关标准与国际通识更加契合。动物实验离不开实验动物，动物实验技术本就是实验动物科学的有机组成部分，故本手册在编写过程中亦将实验动物相关最新标准在有关知识点中予以贯彻、体现、应用。

坚持继承发展的精神，不拘泥于传统，讲究科学真理与切身实践相结合，是本手册的另一特色。在本次编写过程中编者们努力做到：以实用为基础，以精准为目标，理论与技术相结合，理论为基，技术为主，详略有方，文以致用。

坚持贯彻实验动物福利伦理知识对动物实验操作技术的指导作用是本手册的又一亮点。生命科学的进步，公众人文素质的提升，国家法律法规的制定与实施，实验动物福利伦理知识的普及，对动物实验操作技术提出了更高、更严苛的要求。本手册全体编者结合自身工作经验，吐故纳新，摒弃不符合当前福利伦理要求的传统技术，用新的福利伦理知识指导动物实验操作，使其更具理论性、科学性、规范性、人文性。

囿于编者水平，本手册存在不足之处在所难免。敬请广大读者批评指正。

编者

2024 年 10 月

目 录

第一章　动物实验前的准备 …………………………………………… 1
　　一、选择动物实验室 ………………………………………………… 1
　　二、购买实验动物 …………………………………………………… 2
第二章　实验动物编号的标记法 ……………………………………… 5
　　一、染色法 …………………………………………………………… 5
　　二、穿耳孔标记法 …………………………………………………… 6
　　三、标牌法 …………………………………………………………… 7
　　四、电子芯片标识法 ………………………………………………… 8
第三章　实验动物的抓取与固定 ……………………………………… 9
　　一、小鼠的抓取与固定 ……………………………………………… 9
　　二、大鼠的抓取与固定 ……………………………………………… 10
　　三、豚鼠的抓取与固定 ……………………………………………… 11
　　四、兔的抓取与固定 ………………………………………………… 12
　　五、犬的抓取与固定 ………………………………………………… 13
　　六、小型猪的抓取与固定 …………………………………………… 13
　　七、非人灵长类动物的捕捉与固定 ………………………………… 15
第四章　实验动物的麻醉 ……………………………………………… 17
　　一、概述 ……………………………………………………………… 17
　　二、麻醉的生理学基础及分期 ……………………………………… 18

三、实验动物的麻醉方法和麻醉药物……………………………… 21

第五章　供试品给予方法………………………………………… 25
　　一、经口给药……………………………………………………… 25
　　二、注射法给药…………………………………………………… 32
　　三、注射的并发症及其预防处理………………………………… 56

第六章　各种检验标本的采集方法……………………………… 58
　　一、采血术………………………………………………………… 58
　　二、体液采集术…………………………………………………… 69

第七章　术前准备方法…………………………………………… 82
　　一、健康检查的要求……………………………………………… 82
　　二、动物脱毛的要求……………………………………………… 83
　　三、术部消毒的要求……………………………………………… 84

第八章　实验动物的安死术……………………………………… 86
　　一、安死术的概念………………………………………………… 86
　　二、常见的安死术方法…………………………………………… 87

第九章　尸体检查及脏器标本采集原则和检查方法…………… 96
　　一、尸体的外部检查技术………………………………………… 96
　　二、尸体内脏器官的采集技术…………………………………… 98
　　三、尸体内脏脏器的检查技术…………………………………… 104

参考文献……………………………………………………………… 107

第一章
动物实验前的准备

一、选择动物实验室

根据科学技术部等部门颁发的《实验动物许可证管理办法（试行）》规定，开展动物实验，一定要选择在具有实验动物使用许可证的动物实验室中进行。"未取得实验动物使用许可证的研究单位……所进行的动物实验结果不予承认。"

实验动物设施按《实验动物 环境及设施》（GB 14925—2023）分为普通环境、屏障环境和隔离环境。普通环境设施适用于利用普通级实验动物开展的动物实验。屏障环境设施适用于利用无特定病原体（SPF）实验动物开展的动物实验。隔离环境设施则多用于实验动物隔离或种群保存。

我国医药部门实验动物管理法规规定，研究生毕业论文及省部级正式的科学实验和正规的生物检验必须应用SPF动物。动物实验的设施应与实验动物级别相匹配。

因此，开展动物实验前，须首先根据课题级别及科研需要来选择相应类别的且具有实验动物使用许可证的动物实验室。

二、购买实验动物

购买实验动物时要注意以下几个方面。

（一）到有资质的单位购买

购买实验动物一定要到具有实验动物生产许可证的生产单位，且购买时须向销售方索要实验动物质量合格证。《实验动物许可证管理办法（试行）》规定，"使用的实验动物及相关产品来自未取得生产许可证的单位或质量不合格的，所进行的动物实验结果不予承认"。

（二）确认实验动物的特点及等级

购买实验动物时还需选择确认实验动物（哺乳类）的遗传学特点及等级。在生物医学研究中，科研人员为不同目的而设计相关的刺激实验，并观察实验动物整体、器官、组织及神经内分泌系统等对刺激的反应。实验动物的遗传特性是实验动物最本质的属性。实验动物的遗传背景与反应特性，是影响实验结果的重要因素；不同遗传背景与反应特性的实验动物，对同一刺激有时可能会有不同质和量的反应。哺乳类实验动物根据遗传特点的不同分为近交系、封闭群和杂交群。实验动物的遗传分类决定了该动物在遗传学、生理学、生物化学及表型等方面的特性，从而也决定了该动物在科学研究中的应用范围。

根据《实验动物 微生物、寄生虫学等级及监测》（GB 14922—2022），我国实验动物按微生物和寄生虫学控制分类，分为普通级、无特定病原体级（SPF）和无菌级3个级别。购买动物时须根据课题级别及科研需要来选择相应级别的且具有实验动物质量合格证的实验动物。

（三）考虑实验动物自身的因素

购买实验动物时还需要考虑动物的年龄、体重、性别、生理状态和健康状况等因素。

年龄是动物一个重要的生物量指标。动物的解剖生理特征和反应性可随年龄的不同而有明显的变化。一般来讲，幼龄动物比成年动物敏感；而老年动物的代谢功能低下，反应不灵敏。为了减少实验误差，应根据实验目的选择适龄动物进行实验。一般实验多选择成年动物，慢性和长期实验多选择幼年动物，老年动物仅用于老年学研究。动物从出生至成年，其体重和年龄大体上呈正相关。生理和生物化学的研究表明，动物的一系列功能指标的参数与体重有显著相关性。因此，同一实验，实验动物年龄、体重应尽可能一致，相差不得超过 10%。

不同性别动物对同一药物的敏感性差异较大，对各种刺激的反应也不尽一致，雌性动物常受性周期的影响，机体反应性能变化较大。因此，在科研工作中一般应优先选用雄性动物或雌雄各半，以避免因性别差异而影响实验结果的准确性。动物性别对结果无影响的实验或一定要选用雌性动物的实验例外。

处于怀孕或哺乳等生理状态的动物，对外界刺激反应经常有所改变，如无特殊要求，一般不要选用这类动物，以减少个体差异对实验结果的影响。不过，为了阐明药物对妊娠及产后的影响，必须选用这类动物（为了达到这种实验目的，大鼠及小鼠是较为适合的实验动物）。

一般情况下，健康动物对药物的耐受量比患病的动物大得多。

动物潜在性感染，对实验结果的影响也很大。健康动物对各种刺激的耐受性也比不健康、有病的动物强，并且实验结果稳定可靠。因此，一定要选用健康动物进行实验（选用人类疾病动物模型开展实验则另当别论）。

另外，由于不同种类动物具有不同的功能和代谢特点，因此，在肯定实验结果时，最好选用两种以上动物进行比较：一种为啮齿类动物；另一种为非啮齿类动物。通常选用的顺序是小鼠、大鼠、犬、猴或小型猪。

（李胜利）

第二章
实验动物编号的标记法

一、染色法

常用的染液有 3%～5% 的苦味酸溶液（黄色）、2% 的硝酸银溶液（咖啡色）、0.5% 的中性品红溶液（红色）。编号的原则是先左后右、先上后下。如果动物数量超过 10 只，可用两种颜色共同标记，即一种颜色代表个位（图 2-1A），另一种颜色代表十位（图 2-1B），这样可以标记到 99 号。

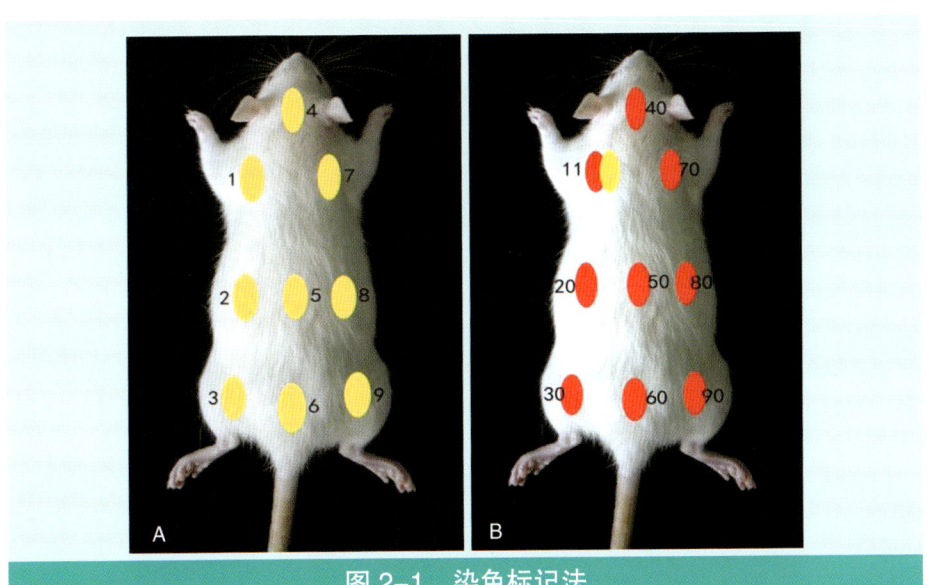

图 2-1　染色标记法

目前,市面上较少有苦味酸销售,故上述染色法的应用也越来越少,但一种新型染色笔已广泛使用(图2-2)。这一类型染色笔具有色彩鲜艳、颜色丰富、附着力强、不易褪色等优点,可在不同体色动物的不同部位用数字或单纯靠涂色来予以编号、识别(图2-3)。

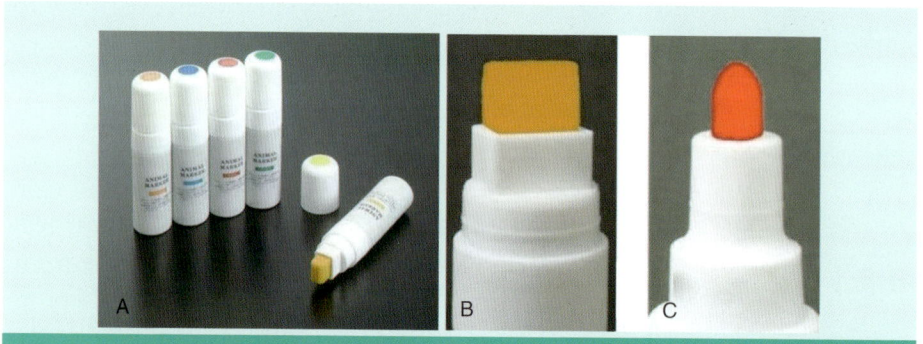

图2-2　市售新型染色笔

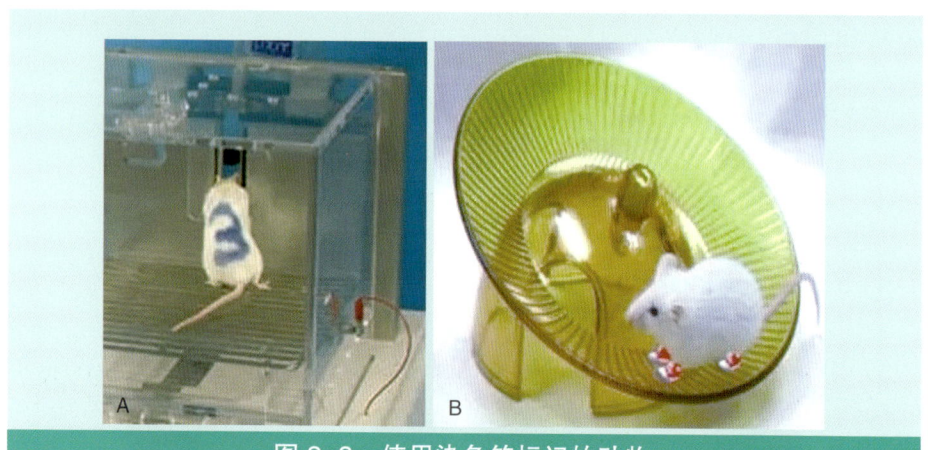

图2-3　使用染色笔标记的动物

二、穿耳孔标记法

穿耳孔标记法是用动物专用耳孔器在动物耳朵的不同部位打一

小孔或打成缺口来表示一定号码。打孔原则如图2-4所示，左耳代表十位，右耳代表个位。可标记100只左右的动物。工作过程中多使用消毒滑石粉涂抹在打孔局部以防止孔口愈合。

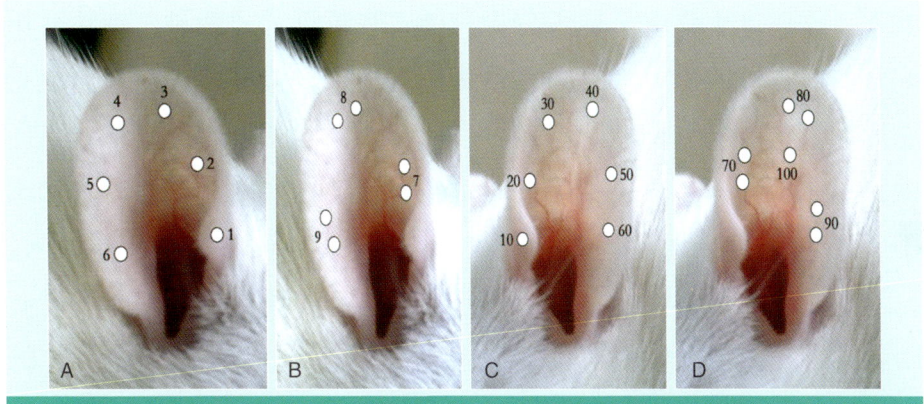

图2-4 穿耳孔标记法

三、标牌法

用耳号钳（图2-5）将标牌固定在大鼠、小鼠的耳部中间位置（图2-6），也可以为实验动物编号。

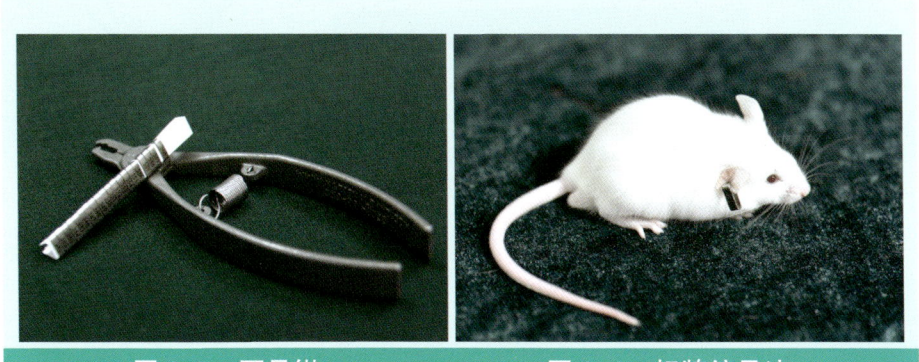

图2-5 耳号钳　　图2-6 标牌编号法

四、电子芯片标识法

电子芯片标识系统由玻璃管电子芯片和电子芯片读卡器组成，适用于啮齿类实验动物、犬、小型猪及其他大型实验动物（图2-7）。其中，玻璃管生物电子标签分为只读式和可读写式两种，使用时用配套的芯片植入器将芯片植入动物体内适宜位置即可。玻璃管电子芯片采用生物强化玻璃封装，硬度高，做工非常精细，无玻璃结点，表面覆有生物防滑涂层，能有效避免植入动物体内后产生游离和感染。只要读卡器天线靠近动物植入点，就可以读取此电子标签ID号。目前电子芯片标识系统在国内外已大量使用，该标识方法既便于对动物进行身份识别，同时也便于对动物生长的全过程进行全方位的管理。

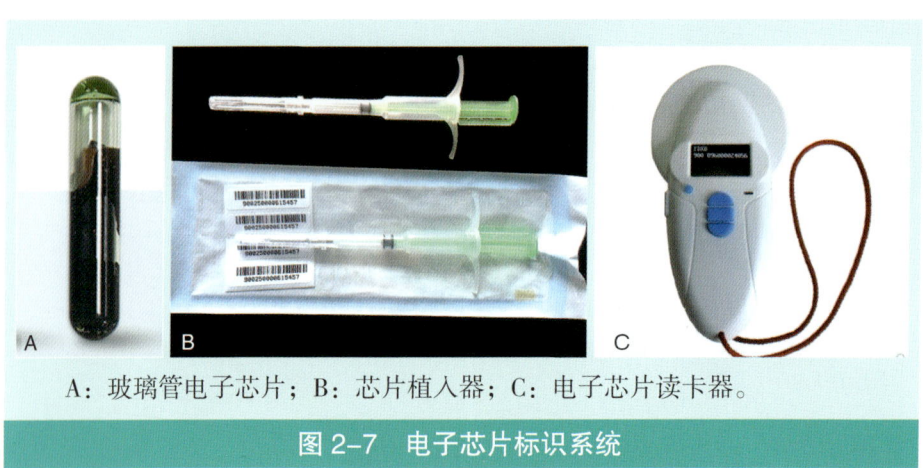

A：玻璃管电子芯片；B：芯片植入器；C：电子芯片读卡器。

图2-7　电子芯片标识系统

（池亚菲　乔欣）

第三章
实验动物的抓取与固定

实验动物的抓取与固定技术是最基本的动物实验操作技术，也是开展动物实验工作的基础与保证，动物实验人员务必熟练掌握。

一、小鼠的抓取与固定

在小鼠较安静时打开笼盖，捏住鼠尾将其提起放在表面较粗糙的平面或笼盖上，轻轻地向后拉鼠尾，当其向前爬行时，用拇指和食指捏住小鼠颈部两耳间的皮肤。提起小鼠，将鼠体置于掌心，用无名指或小指压紧尾根（图3-1）。

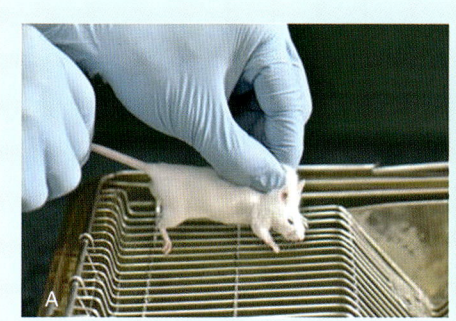
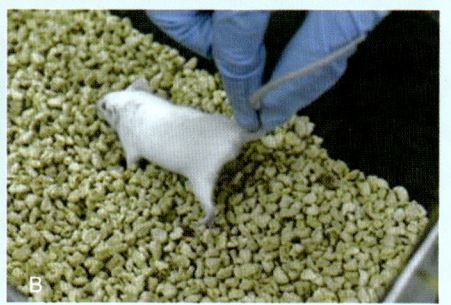

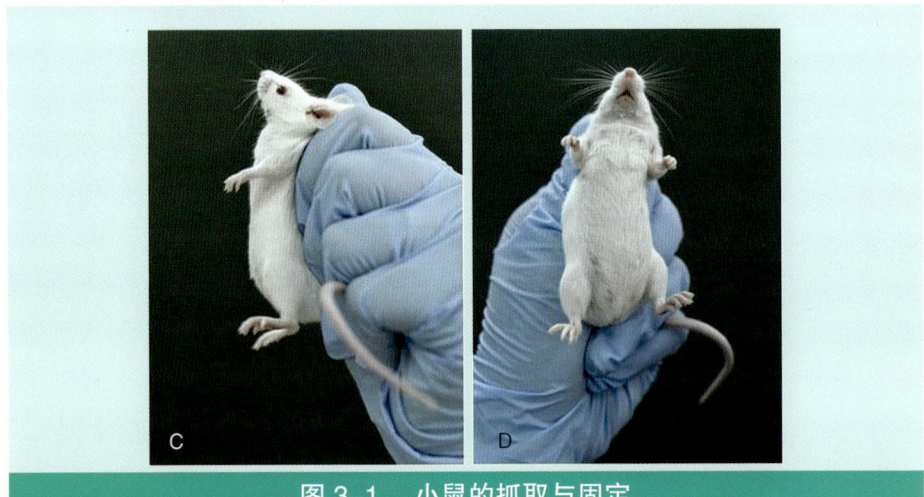

图 3-1　小鼠的抓取与固定

二、大鼠的抓取与固定

在大鼠较安静时打开笼盖，用手捏住其尾根部提起，注意减少大鼠悬空时间，避免尾部皮肤脱落。用拇指和食指夹住大鼠颈部，其余三指及掌心握住大鼠身体中段，将其拿起（图3-2）。

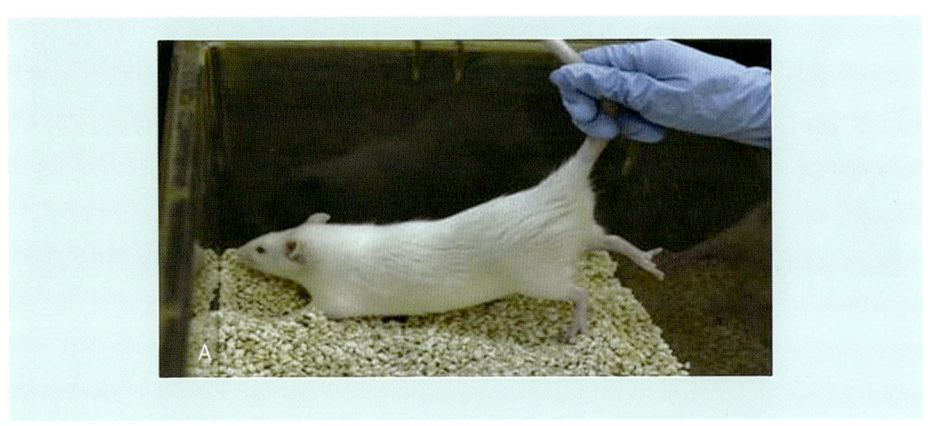

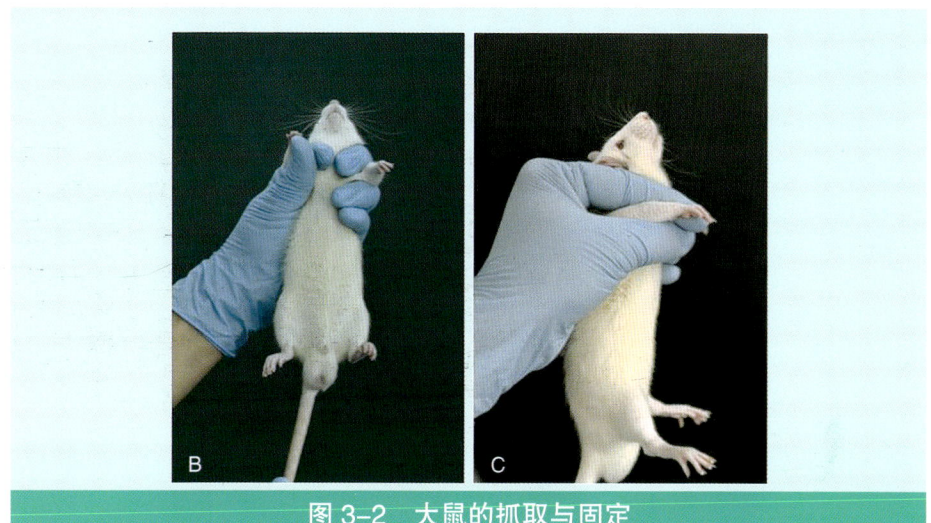

图 3-2　大鼠的抓取与固定

三、豚鼠的抓取与固定

抓取较大的豚鼠时,可将右手轻轻地伸进笼子,先用手掌扣住豚鼠的背部,抓住其肩胛上方,将右手张开,用手指抓住豚鼠的颈部,慢慢将其提起。

也可采用另一种抓取方法:把左手的食指和中指放在豚鼠颈背部的两侧,拇指和无名指放在其肋部,分别用手指夹住左右前肢,将豚鼠抓起来。然后翻转左手,用右手的拇指和食指夹住豚鼠的左后肢,用中指和无名指夹住其右后肢,使鼠体伸直成一条直线(图 3-3)。

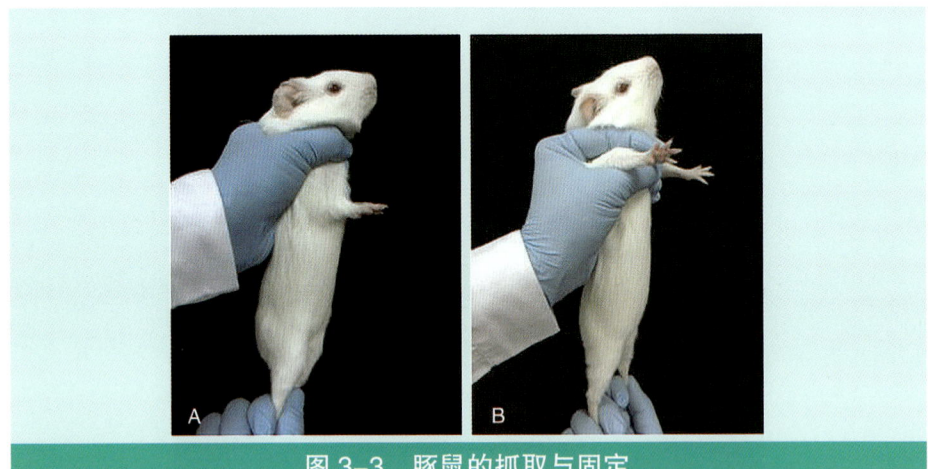

图 3-3 豚鼠的抓取与固定

四、兔的抓取与固定

兔一般不会咬人,但爪较锐利,抓取时,兔会使劲挣扎,要特别注意其四肢,防止被其抓伤。抓取方法是:用右手抓住兔颈部的被毛和皮肤,轻轻把动物提起,左手托起兔的臀部,让其背对自己(图 3-4)。

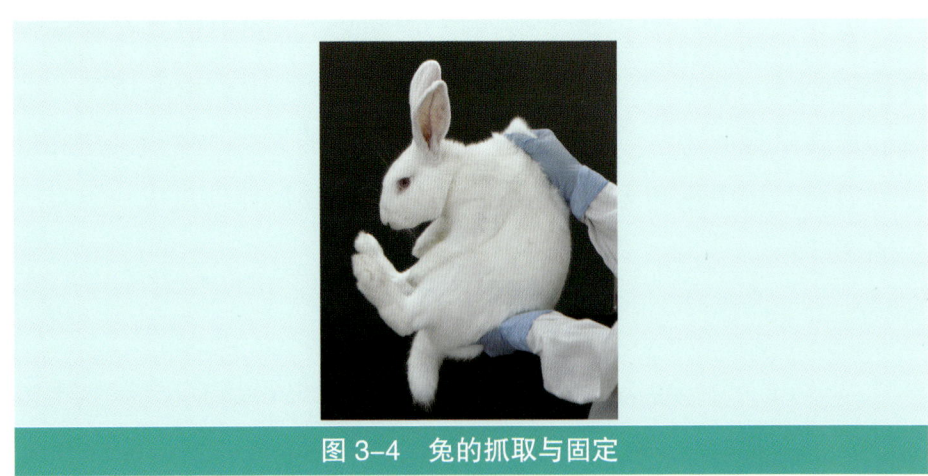

图 3-4 兔的抓取与固定

五、犬的抓取与固定

对待犬要保持警惕，但也不得给犬以粗暴的感觉。接近时应以温和的表情和声音抚慰之。进行治疗和实验时需防止被其咬伤，故对犬头部的保定尤为重要。用绷带扎口是最常用的犬保定方法。取一段绷带，先以半结做成套，置于犬的上、下颌，迅速扎紧，另一半结在下颌腹侧，接着将游离端顺其下颌骨后缘绕到颈部打结（图3-5）。

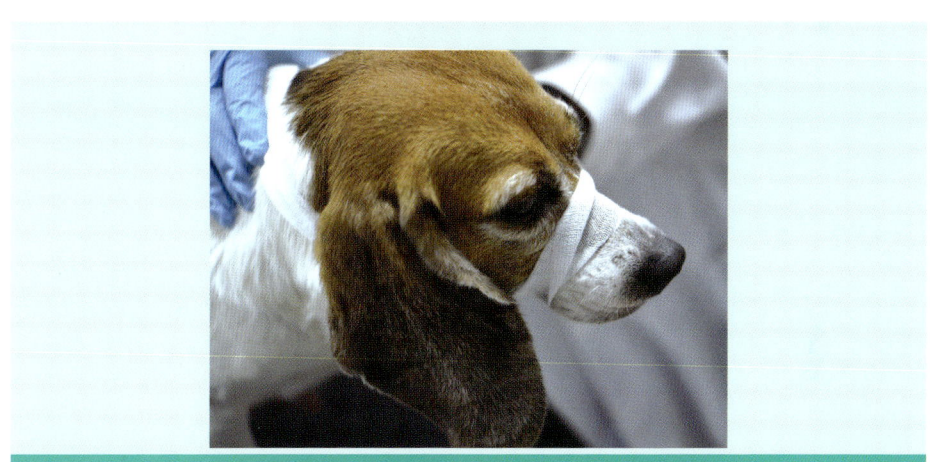

图3-5 犬的扎口方法

六、小型猪的抓取与固定

（一）正提法

以两手分别握住猪的两前肢，将猪腹部向前提起（图3-6）。此法适用于对小型猪的耳根部、颈部做肌内注射等操作。

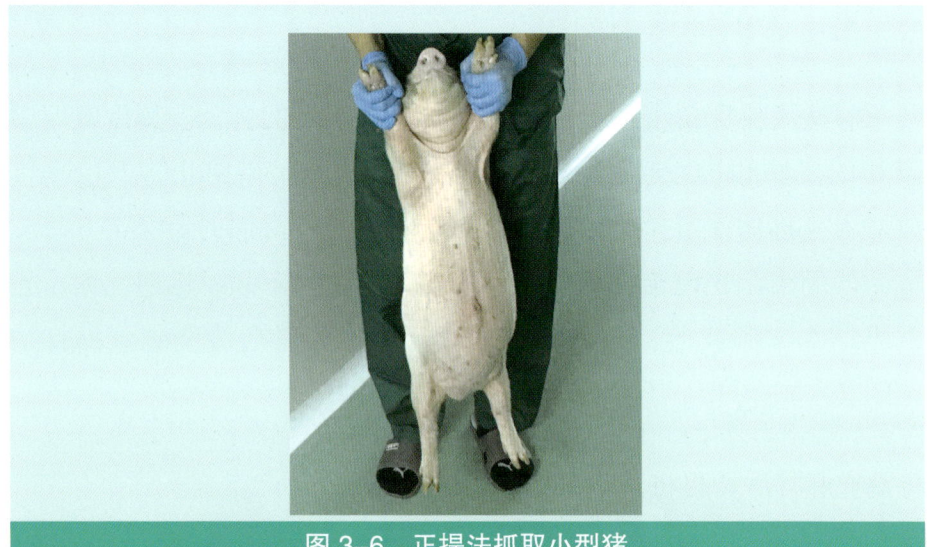

图 3-6　正提法抓取小型猪

（二）饲养笼固定法

当饲养笼的后壁可以向前滑动时，可拉动控制后壁的拉杆，使后壁向前滑动，将猪夹在前后壁之间，即可将动物固定（图 3-7）。

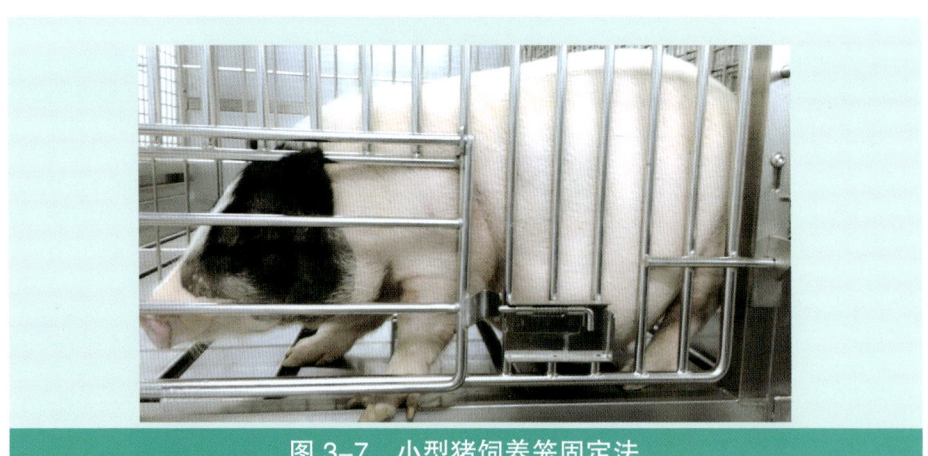

图 3-7　小型猪饲养笼固定法

七、非人灵长类动物的捕捉与固定

非人灵长类动物有很多种，虽然都属于灵长目，但其体型大小差别较大，大者如黑猩猩，小者如猕猴。其体型差别决定了捕捉与固定方法的差异。下面以使用较为广泛的猕猴为例进行介绍。

（一）麻醉捕捉法

为了避免捕捉时对动物过分的情绪刺激，可以采用麻醉捕捉的方法，即将猕猴夹在前后笼壁之间，常规消毒后肌内注射麻醉药，将猕猴麻醉后，再将其捉出笼外（图3-8）。

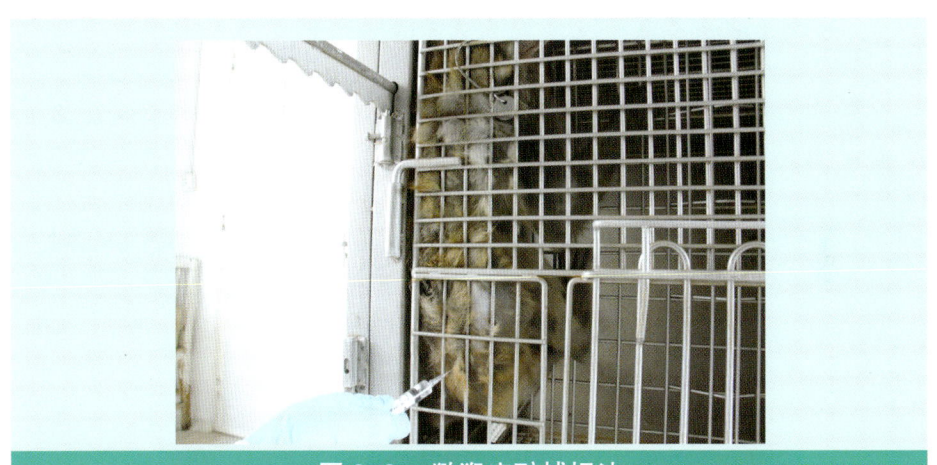

图3-8　猕猴麻醉捕捉法

（二）笼内捕捉法

当猕猴笼的后壁可向前滑动时，拉动杠杆，使笼的后壁向前滑动，将猕猴夹在笼的前后壁之间，随即将其前肢从笼子的小门拉出，迅速将前肢反背到身后，由笼中提出猴子（图3-9）。

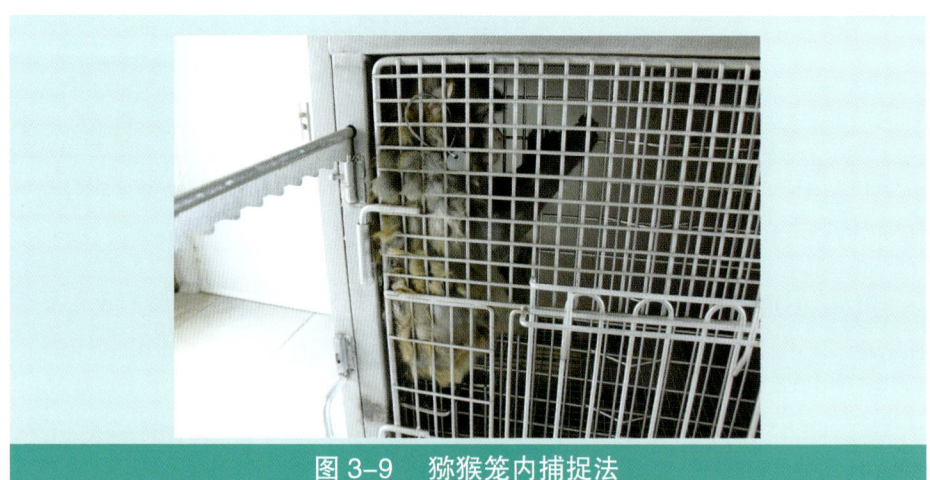

图 3-9　猕猴笼内捕捉法

（三）猴椅固定法

猴固定椅由头枷和座椅构成，座椅可升降，头枷用于固定猴头（图 3-10）。

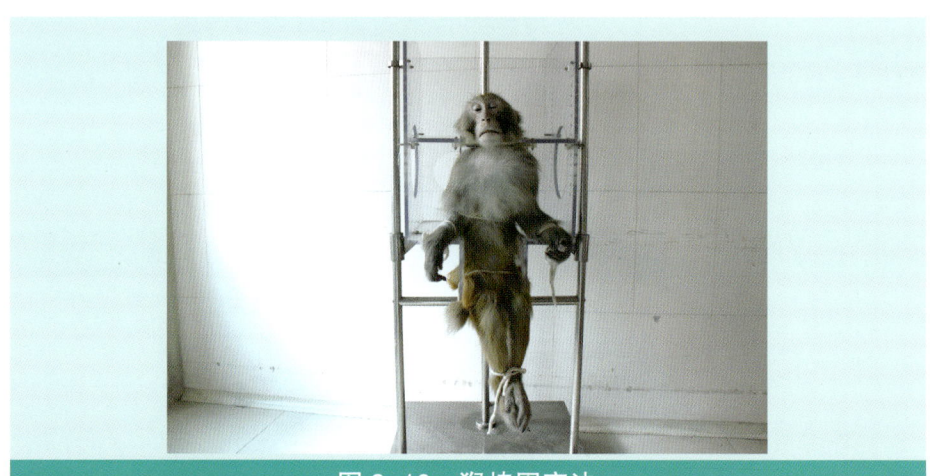

图 3-10　猴椅固定法

（焦昆）

第四章
实验动物的麻醉

一、概述

(一) 麻醉的定义

麻醉（anesthesia）一词源于希腊文"an"和"aesthesis"，意思是没有感觉，感觉消失。动物麻醉就是消除动物手术疼痛，便于实验操作，保证动物安全，为手术创造良好的条件。常用的麻醉设备如图4-1所示。

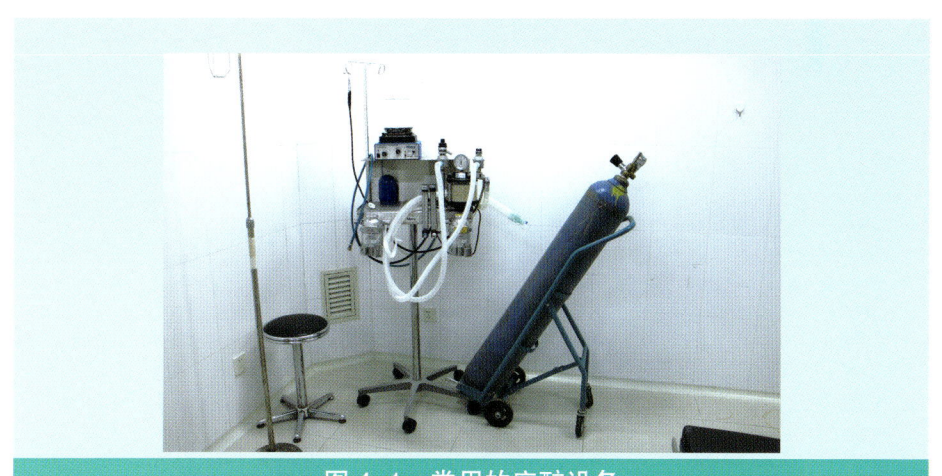

图4-1 常用的麻醉设备

麻醉并不仅仅是为了消除痛觉，而是在止痛的同时使动物对外界的刺激反应有所降低或消除。另外，为了手术方便，应在全身麻醉时，能使动物制动，并使适合手术的肌肉松弛，达到所谓的均衡麻醉。均衡麻醉是在镇静剂、镇痛剂或肌松剂的配合之下，使动物平静地进入麻醉状态，为手术创造最佳条件，缩短恢复时间和减少麻醉并发症等。均衡麻醉既可节省麻醉药品，减少药物对动物的毒害，又能达到手术麻醉的各项要求。

（二）麻醉的意义

麻醉对于开展动物实验工作具有重要意义。安全麻醉对动物实验有两层意义：一是善待动物；二是提高动物实验的效率。安全麻醉会对实验创伤的愈合或动物健康的恢复起到积极作用。

动物种类繁多，体格相差悬殊，解剖生理各异，实验目的不同，用药也要有所不同，如果不加区分地使用麻醉药，会给动物健康造成不可弥补的损失，即便是同一种动物，如果生活在不同地区或者麻醉药的给予方式不同，使用同一种麻醉药时其用量也应注意区别。

二、麻醉的生理学基础及分期

（一）麻醉的生理学基础

痛觉感受器就是游离的神经末梢，遍布于皮肤和体内各处。痛觉感受器的特点是兴奋阈值较高，对伤害性刺激敏感，任何刺激（温度、机械、化学刺激）只要达到损伤组织的程度，都可引起痛觉。麻醉就是通过药物或其他方法影响神经系统，阻断神经冲动的传导，进而抑制痛觉和其他感觉的传递。

（二）全身麻醉的分期

全身麻醉的分期与临床判断是实验动物工作者不可缺少的知识和技能。经典吸入全麻的分期主要指麻醉乙醚吸入全麻分期。Guedel 将呼吸型（胸式、腹式呼吸）、眼部征象（睫毛反射、眼球运动、瞳孔大小、泪腺分泌等）、咽喉反射、横纹肌张力及循环（血压、脉搏）等，作为判断麻醉深度的主要指标，将乙醚全身麻醉的麻醉深度划分为四期，其中第三期又分为四级，作为估计麻醉进程的标准。多年来新的麻醉药物的出现和临床应用，不同种类动物的麻醉特征，不断丰富着麻醉四期的内容。另外，尽管乙醚早已不再用于麻醉，但乙醚麻醉分期仍可作为其他吸入麻醉药物全麻分期的参考。

1. 全身麻醉的第一期（随意兴奋期）

出现运动和运动失调，这是此期麻醉的特征之一。此期主要是大脑皮层的功能逐渐被抑制，没有能力协同运动而造成运动失调。动物出现焦躁，运动增加，对疼痛刺激反应减弱，瞳孔开始散大。

2. 全身麻醉的第二期（不随意兴奋期）

由意识完全丧失至开始出现深而规则的自主呼吸为止。此时大脑皮层的功能完全被抑制。动物反射功能亢进，出现不自主运动，肌肉紧张性增加，血压升高，脉搏加快，瞳孔散大，呼吸不规则，眼球震颤。某些品种的动物（如反刍动物和獾科动物）常分泌大量唾液，猫、狗、山羊可能出现呕吐。此时如果不受外界干扰，动物仍可安静度过；如果受到外界刺激（或过早进行手术），可出现强烈挣扎、四肢划动、排粪尿等明显兴奋现象。

3. 全身麻醉的第三期（外科麻醉期）

麻醉的第三期分为四级，在临床上则常分为浅麻醉（Ⅰ级和Ⅱ级）和深麻醉（Ⅲ级和Ⅳ级）。

（1）第三期Ⅰ级　痛觉开始消失，但麻醉仍较浅，因而骨膜、腹膜及皮肤等3种敏感的组织仍略有感觉。此时动物呼吸规则，瞳孔开始缩小，眼睑、角膜及肛门反射仍然存在，眼球震颤缓慢。

（2）第三期Ⅱ级　眼睑反射由迟钝至消失，角膜反射略迟钝，眼球震颤停止，瞳孔继续缩小，呼吸深而规则，肌肉出现松弛。

（3）第三期Ⅲ级　角膜反射由迟钝渐趋消失，肋间肌开始麻痹（浅而慢，略带痉挛性的胸式呼吸），瞳孔由于睫状肌的麻痹而渐趋放大。此时麻醉已深，血压开始下降，脉搏快而弱，肌肉完全松弛，眼睑脱出。

（4）第三期Ⅳ级　本期麻醉最深的一级，实际上已是麻醉过量，进入危险边缘。因此，在临床上不应达到这一深度的水平。此时动物因呼吸中枢麻痹，呼吸浅而无规则，带有痉挛性并渐趋停止，血压下降，脉搏快而弱；括约肌松弛，有时尿失禁；瞳孔放大，对光反射渐消失；可视黏膜发绀，创口血液瘀黑。进入此级，应立即停止麻醉，并采取急救措施。

4. 全身麻醉的第四期（延髓麻痹期）

进入此期，麻醉已严重过量，临床上严禁出现此期。此时呼吸完全停止，瞳孔全部放大，心脏也因缺氧而逐渐停止跳动，脉搏和全部反射消失，必须立即抢救，否则死亡随即来临。如果进入第四期前停止麻醉，或有时进入第四期后抢救有效，则动物可沿相反的顺序逐渐苏醒和恢复。

全身麻醉的分期完全是人为的，其区分的特征又受到诸如动物的年龄、体质、品种，以及个体差异等的影响。不同药物产生的机体反应也有很大区别，如氯仿、巴比妥钠和水合氯醛等很少引起兴奋现象。麻醉前用药的种类也影响着麻醉的特征，如阿托品可使瞳孔扩大，而肌松剂则使眼球比较固定，眼部变化不够灵敏。因此，我们不应仅根据某一特征来判断麻醉的深度，比较合理的做法是综合呼吸、循环、反射、肌肉张力、眼部变化等，前后加以对比，并考虑其他因素的影响来做出正确的判断。

实验动物麻醉时很少采用局部麻醉的方法。局部麻醉时麻醉分期不明显。

三、实验动物的麻醉方法和麻醉药物

（一）实验动物的麻醉方法

常用的麻醉方法分为全身麻醉和局部麻醉。通过吸入、注入（静脉、皮下、肌内、腹腔等）、口服、灌胃、灌注直肠，以及针刺、中药等方法麻醉动物。

（二）常用麻醉药物

（1）吸入麻醉药　氧化亚氮、氟烷、甲氧氟烷、安氟醚、异氟醚、地氟醚、氯仿等。

（2）静脉麻醉药　硫喷妥钠、安定、咪达唑仑、氯胺酮、丙泮尼地、羟丁酸钠、安泰酮等。

（3）局部麻醉药　可卡因、普鲁卡因、丁卡因、利多卡因、丁哌卡因、氯普鲁卡因等。

（4）肌肉松弛药　琥珀胆碱、管箭毒、阿库氯铵、卡肌松等。

（5）镇痛药　吗啡、哌替啶、芬太尼、纳洛酮等。

（6）镇静催眠药　苯巴比妥钠、异戊巴比妥钠、戊巴比妥钠和可可巴比妥（速可眠）等。

（7）神经安定药　氯丙嗪、异丙嗪、乙酰丙嗪等。

（三）常备急救药

（1）抗副交感神经药　阿托品、东莨菪碱等。

（2）升压药　肾上腺素、去甲肾上腺素、异丙肾上腺素、麻黄素、多巴胺等。

（3）中枢兴奋药　尼可刹米、咖啡因、二甲弗林等。

（四）常用麻醉药物的剂量及注射途径

实验动物常用麻醉药物的剂量及注射途径，如表4-1所示。

表4-1　实验动物常用麻醉药物的剂量及注射途径

动物种类	戊巴比妥		硫喷妥钠		盐酸氯胺酮		乌拉坦	
	剂量/(mg/kg)	途径	剂量/(mg/kg)	途径	剂量/(mg/kg)	途径	剂量/(mg/kg)	途径
小鼠	35	I.V.	25	I.V.				
	50	I.P.	50	I.P.	22～44	I.M.	—	—
大鼠	25	I.V.	20	I.V.				
	50	I.P.	40	I.P.	22～44	I.M.	0.75	I.P.
豚鼠	30	I.V.	20	I.V.				
	40	I.P.	55	I.P.	22～44	I.M.	1.50	I.P.

续表

动物种类		戊巴比妥		硫喷妥钠		盐酸氯胺酮		乌拉坦	
		剂量/(mg/kg)	途径	剂量/(mg/kg)	途径	剂量/(mg/kg)	途径	剂量/(mg/kg)	途径
兔		30	I.V.						
		40	I.P.	20	I.V.	22～44	I.M.	1.0	I.V./I.P.
仓鼠		35	I.P.	40	I.P.	—	—	—	—
犬		30	I.V.	25	I.V.	—	—	1.0	I.V.
猪	≤45 kg	20～30	I.V.	9～10	I.V.	10～15	I.M.	—	—
	>45 kg	15	I.V.	5		10～15	I.M.	—	—
猫		25	I.V.	28	I.V.	15～30	I.M.	1.25～1.50	I.V./I.P.
猴		35	I.V.	25	I.V.				
		60	I.P.	15～40	I.M.	—	—	—	—
犊牛								163～275	I.V.
山羊/绵羊		30	I.V.	—	—	—	—	—	—

注：I.V.—静脉注射；I.P.—腹腔注射；I.M.—肌内注射；S.C.—皮下注射。

（五）实验动物麻醉的注意事项

（1）实验动物在麻醉之前应禁食8 h以上。

（2）在麻醉之前应准确称量动物的体重。

（3）麻醉剂的用量，除参照一般标准外，还应考虑个体对药物的耐受性，而且体重与所需剂量的关系也并不是绝对成正比的。一般来说，衰弱和过胖的动物，其单位体重所需剂量较小。

（4）在使用麻醉剂过程中，随时注意观察动物的反应情况，尤其是采用静脉注射时，绝不可将按体重计算出的用量匆忙进行注射。

（5）动物在麻醉期体温容易下降，要采取保温措施，尤其在冬季更应注意（观察体温变化，可在动物肛门插入体温计）。正常的肛门温度：大鼠 37.5 ℃、小鼠 37.5 ℃、兔 39 ℃、豚鼠 39.5 ℃、狗 38.5 ℃、猪 39.0 ℃、羊 39.5 ℃、猴 39.0 ℃。

（6）静脉注射必须缓慢，同时观察肌肉紧张性、角膜反射和对皮肤夹捏的反应，当这些活动明显减弱或消失时，应立即停止注射。配制的药液浓度要适中，不可过高，以免麻醉过急，但也不能过低，以免增加注入溶液的体积。

（7）做慢性实验时，在寒冷冬季，麻醉剂应预热至动物体温水平。

（卢静　孟霞）

第五章
供试品给予方法

一、经口给药

在动物实验中,经口给予供试品通常有口服和灌胃两种方法,适用于小鼠、大鼠、兔及犬等。口服法可将供试品放入饲料或溶于饮水中,直接由动物摄取,此方法虽简单方便,但往往剂量不够准确。为保证供试品剂量的准确性,常用灌胃的方法,借助灌胃器或灌胃管将供试品直接灌到动物胃内。

(一)小鼠、大鼠的灌胃方法

小鼠、大鼠的灌胃是药理学、免疫学、生理学等多种学科的动物实验研究中最常用的供试品给予方法。

1. 小鼠的灌胃方法

左手固定小鼠,使之身体呈垂直略向后仰,颈部拉直,右手持灌胃器,沿小鼠体壁用灌胃针测量口角至最后肋骨之间的长度,作为插入灌胃针的深度(图5-1)。然后将灌胃针经口角插入口腔,与食管成一直线,轻轻转动针头刺激鼠喉头使其产生吞咽动作,再将灌胃针沿上颚壁缓慢插入食管2～3 cm,通过食管的膈肌部位时略有抵抗感。如动物正常呼吸且无异常挣扎行为,即可注入供试品。如遇阻力,应抽出灌胃针重新插入(图5-2)。一次灌注剂量为每

10 g 体重灌注 0.1～0.3 mL。操作宜轻柔，防止损伤食管，如供试品误入气管，动物会立即死亡。小鼠灌胃的注意要点：①动物要固定好；②使动物的头部和颈部保持平展；③进针方向正确；④一定要沿着口角进针，再顺着食管方向插入胃内；⑤绝不可进针不顺就硬向里插。灌胃针可用 12 号注射针头自制，磨钝针尖（有条件的话，在针尖周围点焊成圆突），再稍弯曲，即成灌胃针，针长 5～7 cm，直径 0.9～1.5 mm。灌胃针连接于 1～2 mL 的注射器上即成灌胃器。

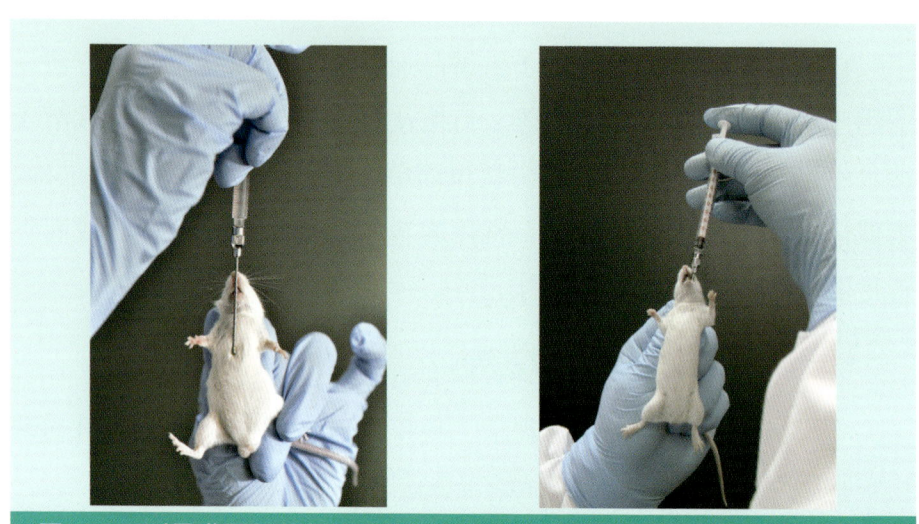

图 5-1　测量灌胃针的插入深度　　　图 5-2　小鼠的正确灌胃方法

2. 大鼠的灌胃方法

给大鼠灌胃时，左手按徒手固定方式固定大鼠，使大鼠伸开两前肢，手掌握住大鼠背部。右手持灌胃器，沿大鼠体壁用灌胃针测量口角至最后肋骨之间的长度，作为插入灌胃针的深度（图 5-3）。操作时从大鼠口角插入口腔内，然后用灌胃针压其舌部，使口腔与食管成一直线，再将灌胃针沿上颚壁轻轻插入食管。注入供试品前应先回抽注射器,确认未插入气管(无空气逆流),方可注入(图5-4)。大鼠一次灌胃量为每100 g体重灌1～2 mL。大鼠灌胃的注意要点:①抓牢动物后使其头部和颈部保持一条直线;②一定要沿着口角进针,再顺着食管方向插入胃内;③进针不顺时绝不可硬向里插,否则会造成动物死亡。大鼠灌胃器可用5～10 mL的注射器接上长6～8 cm、直径1～2 mm的灌胃针。灌胃前,先将粉状供试品装入胶囊,然后将装有供试品的胶囊塞入套管中灌胃。

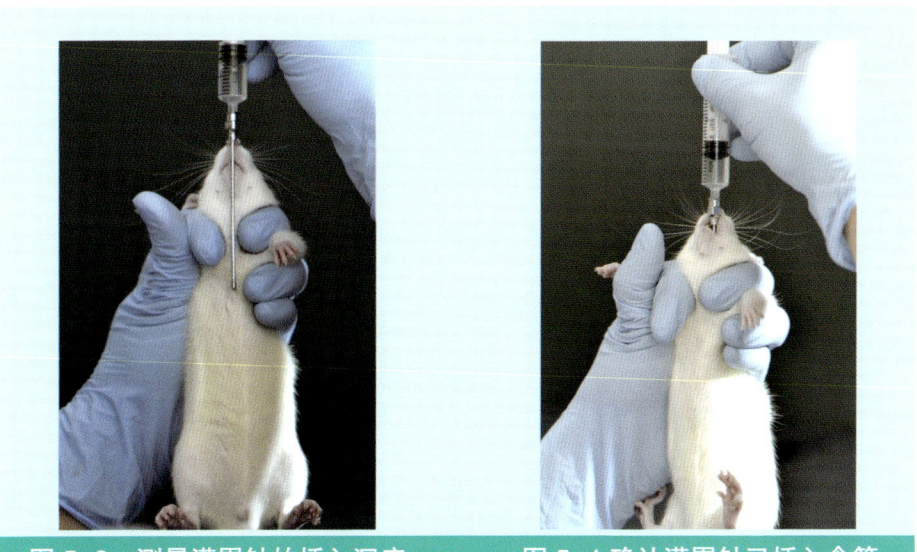

图5-3 测量灌胃针的插入深度　　图5-4 确认灌胃针已插入食管

一些情况下,也可用灌胃管。慢性试验需长期给予供试品,或手术后不能主动进食的动物,可用手术装置胃管插管,即以一根长约1.27 cm的4.5号不锈钢针头,一端连接鼻饲管,经鼻孔插入胃中;另一端以手术方法埋于鼻梁皮下,延伸至额部连接一橡胶管后由皮内穿出,供注入供试品或食物用。该装置也可用于抽取胃液。

（二）豚鼠的经口给药方法

1. 固体供试品的投入方法

给予固体供试品时，把豚鼠放在实验台上，用左手从豚鼠背部向头部握紧并固定动物，以拇指和食指压迫左右口角使其张口，实验人员把供试品放在豚鼠舌根处，使动物迅速闭口而自动咽下。

2. 液体供试品的投入方法

由助手用左手将豚鼠腰部和后腿固定，用右手固定豚鼠前腰，实验者将灌胃管沿豚鼠上颚壁插入食管。也可把导尿管经木质开口器中央孔插入胃内。这两种方法都要先回抽一下注射器，如注射器内有气泡，说明灌胃管或导尿管插在气管内，必须拔出重插。确认回抽注射器无气泡后，再慢慢注入供试品。最后注入生理盐水 2 mL，将管内残留的药液冲出，以保证投药量的准确。灌胃管或导尿管插入深度一般为 5 cm，一次灌胃剂量为每 100 g 体重灌 1.6～2.0 mL。

（三）兔的灌胃方法

给兔灌胃需要两个人合作。助手取坐位，将兔的躯体夹于两腿之间，左手紧紧抓住兔双耳固定其头部，右手抓住兔两前肢固定其前躯，操作者将开口器横放在兔上下颚之间，固定于舌之上，然后将 14 号导尿管经开口器中央孔，沿上颚壁慢慢插入食管 15～18 cm（图 5-5）。在给予供试品前先检验导尿管是否正确插入胃中，可将导尿管外口端放入清水杯中，如无气泡逸出，则证明已完全插入胃中，可注入供试品（图 5-6）；如有气泡逸出，则应抽出重插。为保证管内供试品全部进入胃中，供试品推完后再注入生理盐水 10 mL，随后捏闭导尿管外口，抽出导尿管，取出开口器。成年兔一次的最大灌胃剂量为 150 mL。

另一种灌胃方法是将兔固定在木制的固定盒内，左手虎口卡住并固定好兔嘴，右手取 14 号细导尿管，由左侧唇裂（避开门齿）处将导尿管慢慢插入。如插管顺利，动物不会挣扎。插入约 15 cm 时，导尿管已进入胃内，此时可将供试品注入胃内。

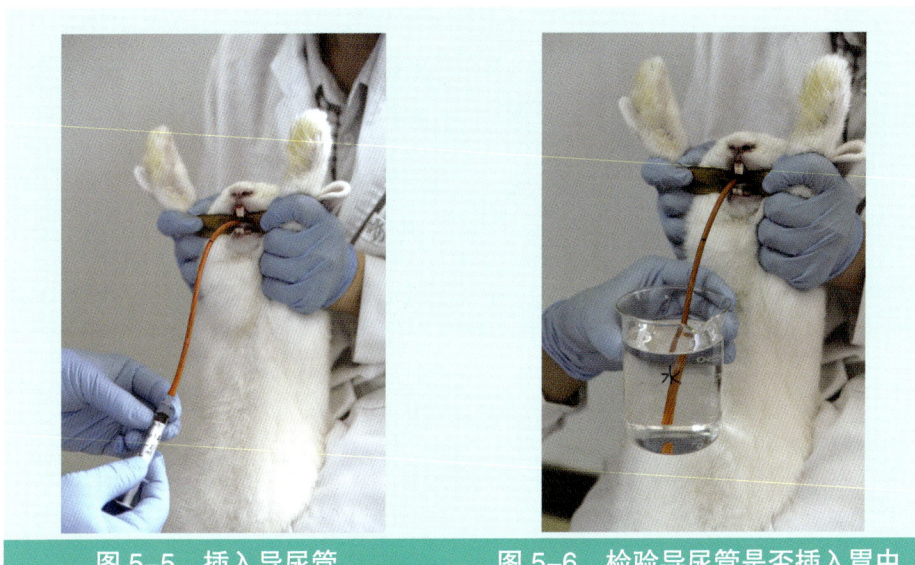

图 5-5　插入导尿管　　　图 5-6　检验导尿管是否插入胃中

（四）犬的灌胃方法

给犬灌胃时，可用开口器经口灌胃。犬的开口器可将木料制成长条状，长 10～15 cm，粗细应适合犬嘴，直径 2～3 cm 即可，中间钻一小孔，孔直径为 0.5～1.0 cm。灌胃时将开口器放于动物上下门齿之间，用绳将其固定于犬嘴。将带有弹性的橡皮导管（如导尿管），经开口器上的小圆孔插入，沿咽后壁插入食管（图 5-7）。注入供试品前应检查导尿管是否正确插入食管。检查方法与前文"兔的灌胃方法"中的操作相同。

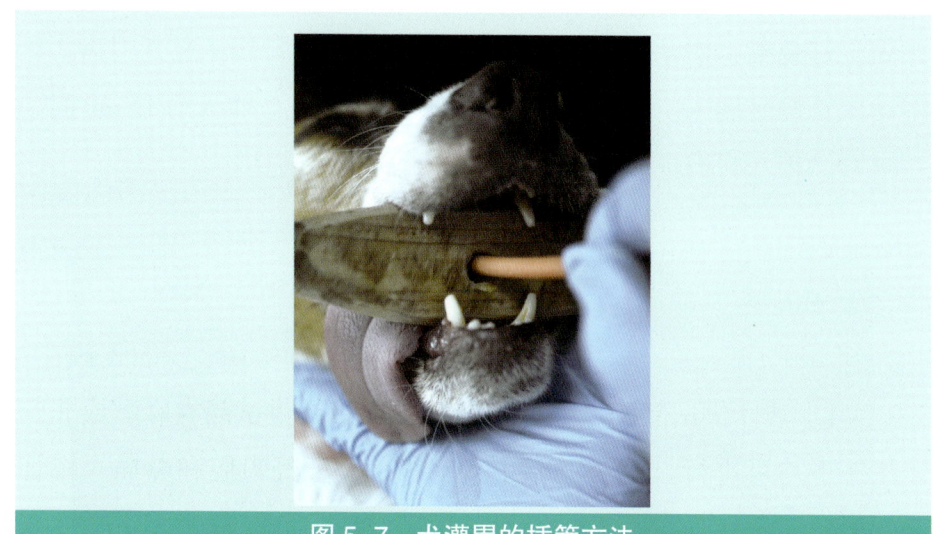

图 5-7 犬灌胃的插管方法

另外，也可将犬拉上固定台，固定好头部，嘴用纱布带绑好（参见图 3-5，如驯服较好的犬可不用绑嘴）。实验者用左手抓住犬嘴，右手取灌胃管（一般用 12 号十二指肠管或导尿管代替）。也可用内径 0.3 cm、长约 30 cm 的软胶皮管。此种管比导尿管要好，插管时对咽喉壁的刺激较小。用温水湿润灌胃管后，右手中指将犬左侧嘴角轻轻翻开，摸到最后一对大臼齿，齿后有一空隙，中指固定在这空隙下，不要移动，然后用右手拇指和食指将灌胃管插入此空隙，并顺食管方向不断送入。如遇胃管送入不顺或犬剧烈挣扎时，不要再向里插，应拉出来再插；如送入顺利，则当灌胃管插入约 20 cm 时，即不要再插，此时灌胃管已进入胃内。先用装有温水的注射器由灌胃管口试注一下，若水不从犬嘴流出，注射又很通畅，即可将供试品经灌胃管慢慢灌入。若插管插入较短，在食管上端时，灌注供试品可见犬有吞咽动作。一次灌胃剂量不能超过 200 mL，否则会引起犬恶心、呕吐。

（五）小型猪、猴的灌胃方法

1. 小型猪的灌胃方法

与犬相似，在对小型猪灌胃时，可预先制好一中间有洞的矩形小木块作为开口器，让猪咬住后，将其固定，然后再由此洞插入胃管。

2. 猴的供试品经口给予

猴的供试品经口给予，分为以下两种。

（1）液体供试品的给予　经口给予猴液体供试品在麻醉或非麻醉状态下均可进行。方法类似于犬、猫，一般经口腔和鼻插入胃管进行灌胃，但猴凶猛、力大，需要特别注意安全。经口腔给予供试品时，先将猴嘴掰开，把外径 5～7 mm 的橡皮管插入食管。经鼻给予时，托起猴下颌使其嘴紧闭，从鼻孔将外径 1.5 mm 的塑料管（涂上液状石蜡）慢慢插入食管内，特别注意不要插入气管。

（2）固体供试品的给予　一般在非麻醉情况下投予片剂或胶囊。给药方法类似于犬、猫，但非麻醉情况下，需要特别注意猴咬人。操作时，先由助手固定好猴，实验者把左掌贴在猴的头顶部到脑后部的位置。用拇指及食指压迫猴的左右面颊，使其上下颚的咬合处松开，然后用右手持长摄把固体供试品送入猴的舌根部，迅速抽出镊子，把猴下颚向上一推，使其闭上嘴，让猴自己咽下。

（六）禽类的灌胃方法

禽类包括鸽、鸡等，经口灌胃时，可由助手将其身体用毛巾裹住，固定好。实验者用左手将动物头向后拉，使其颈部倾斜，用左手拇指和食指将动物嘴拨开,其他3个手指固定好动物头部,右手取带有灌胃针头的注射器,将灌胃针头由动物舌后插入食管。不要像其他动物灌胃时插得过深。如动物不挣扎,插针头又很顺利,即可将供试品经口及食管上端灌入胃内,灌入速度要慢。

二、注射法给药

将一定量的液态供试品经皮内、皮下、肌肉、腹腔及血管等途径注入体内,使供试品达到局部或全身分布的方法称为注射法。注射法是最常用的供试品给予途径。

(一)注射法的给药原则

在进行注射时,要遵循以下原则。

1. 防感染

首先,要严格遵守无菌操作原则。注射前必须洗手,戴口罩,衣帽整洁。无菌注射器及针头必须用无菌镊子夹取,针筒内面、活塞、针头及针梗与针尖均应保持无菌。其次,要严格消毒。注射部位皮肤用棉签蘸2%碘酊,以注射点为中心,由内向外呈螺旋形涂擦,直径应在5 cm以上,待干后用70%酒精以同法脱碘,酒精干后,方可注射。最后,选择合适的注射部位,不能在有炎症、化脓感染或皮肤病的部位进针。

2. 防差错

要在注射前、注射中、注射后三看标签,仔细查对,以免遗漏或错误。注射前还必须严格检查供试品质量,严格检查供试品有无变质、沉淀或混浊,是否已失效,安瓿或密封瓶有无裂痕等现象,如有则不能应用。另外,注射前要确定注射途径准确无误。供试品注入体内吸收最快的是静脉，次之是肌内及皮下，但必须按要求准确按时给予。注射供试品应现用现配，进针后注射前都应抽动活塞，检查有无回血。皮下注射、肌内注射时不可将供试品直接注入血管内，但静脉注射时必须见回血后方可注入。同时，注射几种供试品时，应注意供试品的配伍禁忌。

3. 防意外

注射前要对器械进行认真检查。①必须排尽注射器内的空气，以免空气进入血管形成栓子。②注射前备有血管钳，以备急用。③注射器应完整无裂痕，空筒与活塞号码相一致，为防漏气，注射器针头与针栓必须紧密连接。④针头大小合适，针尖锐利无弯曲（尤其注意针梗与针栓衔接处有无弯曲）。⑤不宜在硬结和疤痕处进针。⑥掌握正确的进针方法，如肌内注射时应以前臂带腕部力量垂直快速进针，并注意留针（针梗）于皮肤外1/3处。⑦选择合适的注射部位，以避免损伤神经和血管。

（二）皮内注射法

皮内注射法是将小量供试品注入表皮与真皮之间的方法，其目的是进行各种供试品过敏试验，观察局部反应，系预防接种及局部麻醉的先驱步骤。

1. 皮内注射法概述

皮内注射操作时，应先将注射部位及其周围的被毛用弯剪剪去，然后用硫化钡或除毛霜除毛，间隔一天后进行注射。注射时，用酒精棉球局部消毒，然后用左手将皮肤捏成皱襞，右手持注射器，使针头与皮肤成30°角刺入皮下，然后将针头向上挑起并稍刺入，即可注射。注射后，可见皮肤表面鼓起一小丘，同时因注射部位局部缺血，皮肤上的毛孔极为明显。有些雄性动物皮肤紧密，皮内注射时较雌性动物难度大，这一点实验者应予以注意。

2. 常用实验动物的皮内注射部位

小鼠、大鼠、豚鼠、兔等常用实验动物的皮内注射通常都选用背部脊柱两侧的皮肤（图5-8）。

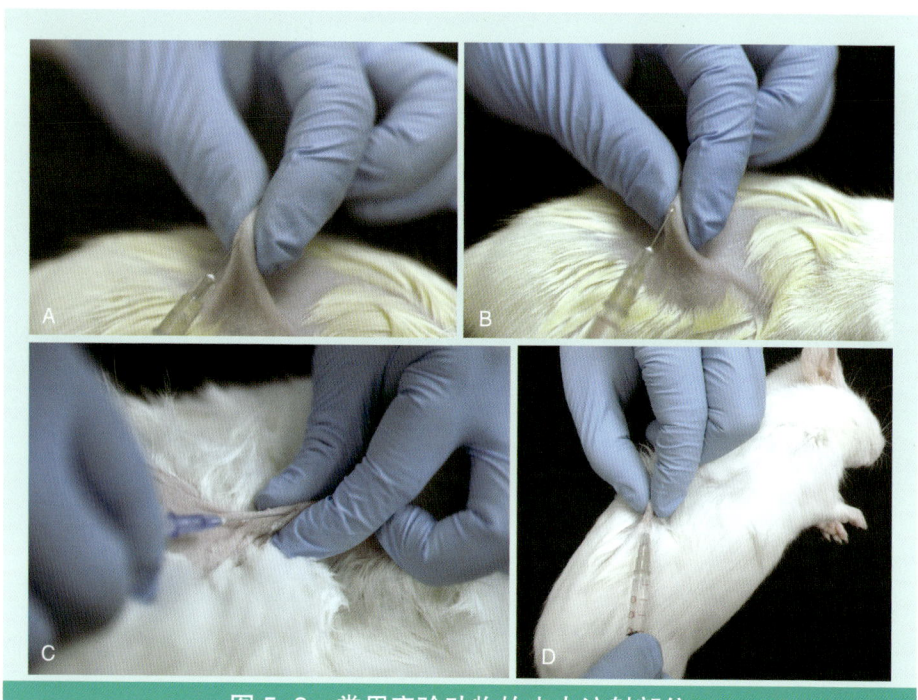

图5-8 常用实验动物的皮内注射部位

3. 皮内注射的注意事项

行皮内注射的注意事项：①进针要浅，避免进入皮下；②注射时会感到有很大的阻力，所以注入药液时要缓慢；③当药液进入皮内时，可见到注射部位皮肤表面马上会鼓起，形成小丘疹状隆起的小包，此小包如不很快消失，则证明药液注入皮内，注射准确；

④注射后保持 2～5 min 再拔出针头，否则药液会从针孔漏出；
⑤注意各种实验动物一次皮内注射剂量，如小鼠皮内一次注射量不超过 0.05 mL，大鼠不超过 0.1 mL，兔约为 0.1 mL。

（三）皮下注射法

1. 皮下注射法概述

操作时，先用酒精棉球对需注射部位的皮肤进行消毒，再将皮肤提起，用注射针头穿刺皮下，一般先沿纵轴方向刺入皮肤，再沿体轴方向将注射针推进 10 mm 左右。若左右摆动针尖很容易，则表明已刺入皮下。然后轻轻抽吸，如无回流物即可缓缓注射药液。注射后，缓慢拔出注射针，稍微用手指压一下针刺部位，以防止药液外漏。

2. 常用实验动物的皮下注射部位

小鼠皮下注射时，通常选用颈背部的皮肤作为注射部位。大鼠皮下注射时，通常选用颈背部的皮肤、左侧下腹部或后腿处皮肤（图5-9）。豚鼠皮下注射一般选用大腿内侧、背部、肩部等皮下脂肪少的部位，通常在豚鼠大腿内侧面注射（图5-10）。兔的皮下注射一般选用背部或腿部皮肤（图5-11）。猫的皮下注射一般选用背部或腿部皮肤，有时选用臀部皮肤。犬的皮下注射一般选用颈背部皮肤（图5-12）。猴由于颈后、腰背皮肤疏松，可选用该处进行皮下注射，另外，其上眼睑、大腿内侧上 1/3 处及臂内侧也可以进行皮下注射。禽类的皮下注射通常选用翼下部位。

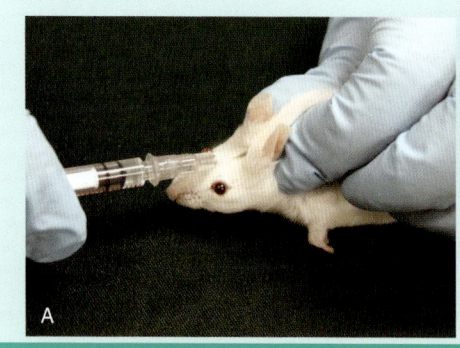 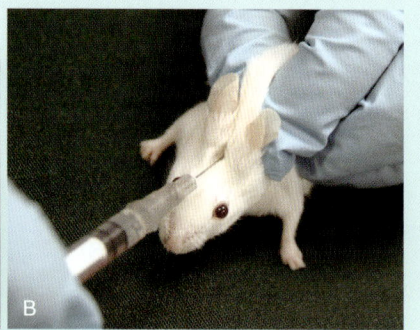

图 5-9　大鼠、小鼠的皮下注射部位

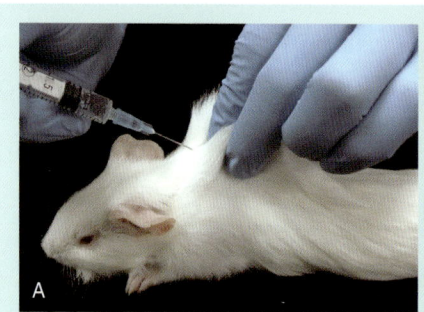 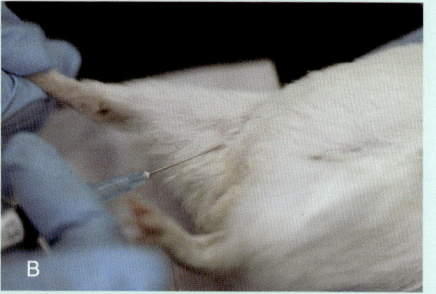

图 5-10　豚鼠的皮下注射部位

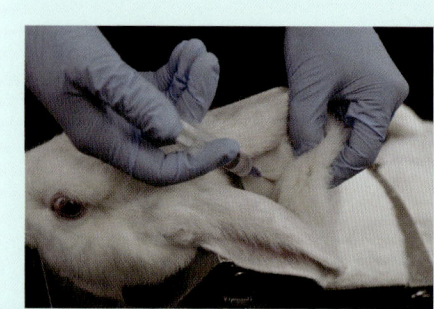 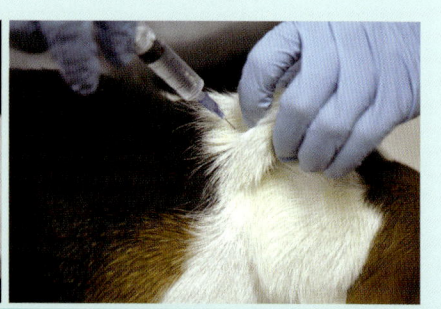

图 5-11　兔的皮下注射部位　　图 5-12　犬的皮下注射部位

（四）肌内注射法

1. 肌内注射法概述

操作者将臀部等注射部位被毛剪去，酒精棉球消毒后，右手持注射器，使注射针与肌肉成60°角，一次刺入肌肉中。注射之前，要先回抽针栓，如无回血方可注入。

2. 常用实验动物的肌内注射部位

因小鼠肌肉较少，一般不做肌内注射。如实验必须做肌内注射，注射部位多选小鼠一侧后肢大腿外侧肌肉（图5-13）。大鼠一般也不做肌内注射，必要时，选后肢大腿内侧或外侧肌肉（图5-14）。豚鼠肌内注射部位一般是选后肢大腿外侧肌肉（图5-15）。兔和猫的肌内注射部位一般选用臀部肌肉（图5-16）。犬的肌内注射部位一般选用臀部或大腿部的肌肉（图5-17）。猴的肌内注射部位常选用前肢肱二头肌和臀部肌肉。禽类的肌内注射部位常选取胸肌或腓肠肌。

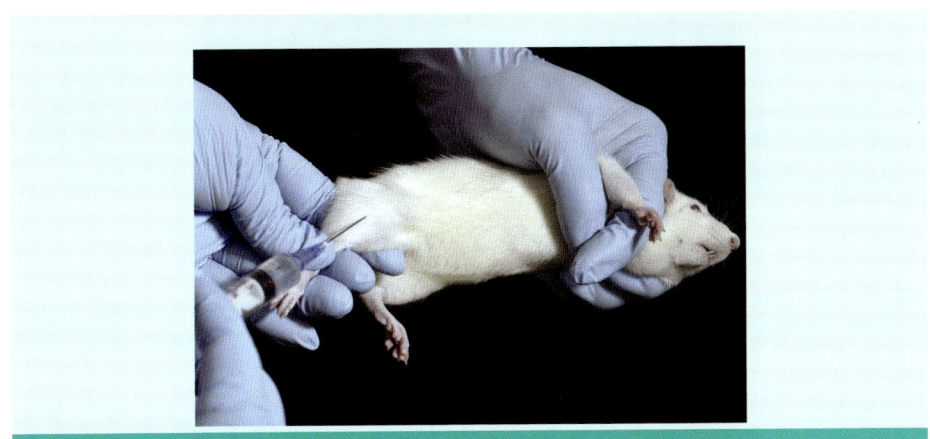

图5-13　小鼠的肌内注射部位

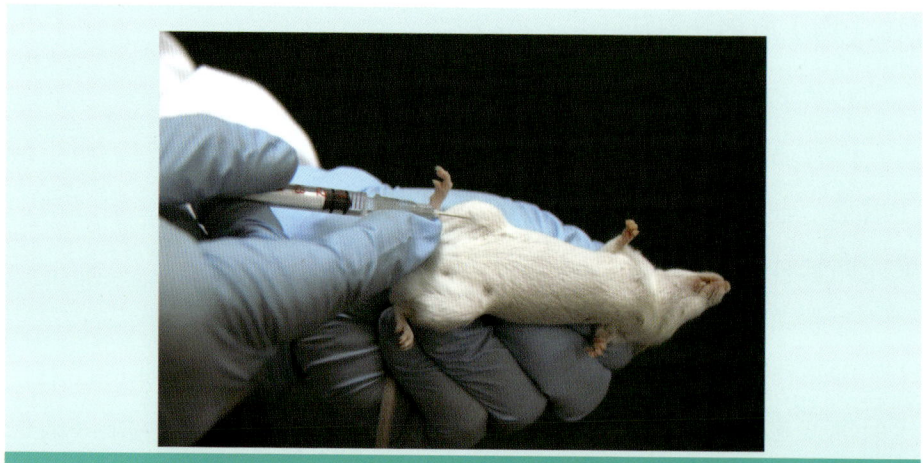

图 5-14 大鼠的肌内注射部位

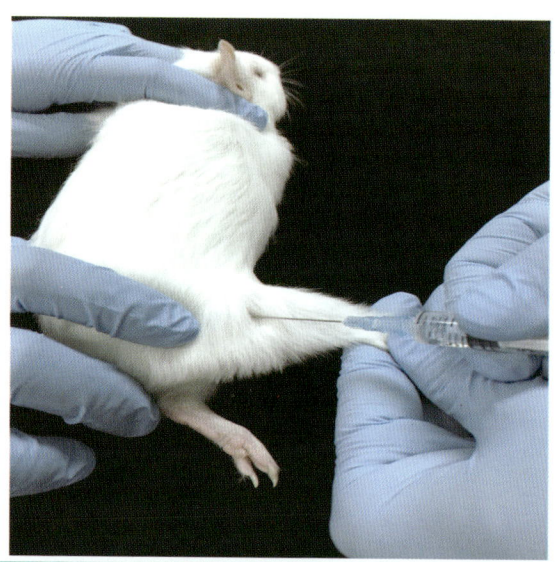

图 5-15 豚鼠的肌内注射部位

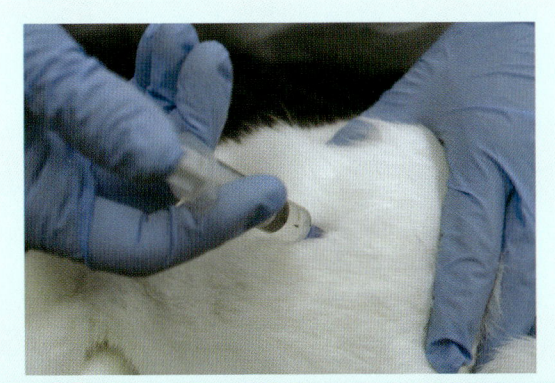 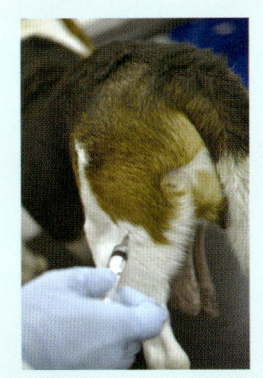

图 5-16　兔的肌内注射部位　　图 5-17　犬的肌内注射部位

3. 肌内注射的注意事项

①在选用大腿肌肉和臀部肌肉注射时应避免伤及坐骨神经，否则会导致后肢瘫痪；②为防止供试品进入血管，在注入供试品之前应回抽针栓，如无回血，方可注射；③注射完毕后，可用手轻轻按摩注射部位，帮助供试品吸收；④进针时要用腕力迅速刺入肌肉，以减少动物的疼痛；⑤注意各种实验动物一次肌内注射剂量，小鼠一侧注射剂量不超过 0.1 mL，大鼠、豚鼠一侧注射剂量不超过 0.5 mL，兔、猫、犬、猴一侧注射剂量不超过 2.0 mL。

（五）静脉注射法

1. 小鼠的静脉注射方法

小鼠一般采用尾静脉注射法。小鼠尾部血管在背、腹侧及左右两侧均有集中分布，每侧均有数对伴行的由动脉、静脉组成的血管丛（图 5-18）。在这些血管中有 3 根十分明显：腹部有一根动脉，两侧各有一根静脉（图 5-19）。两侧尾静脉比较容易固定。操作时，先将动物固定在固定器内或扣在烧杯中，使其尾巴外露，尾部用

45～50 ℃的温水浸泡半分钟或用酒精擦拭使血管扩张，并可使表皮角质软化，然后将尾部向左或向右捻转90°，使一侧尾侧静脉朝上，以左手拇指和食指捏住鼠尾上下，使静脉充盈，用中指和无名指从下面托起尾巴，右手持注射器（连5号细针头），使针头与静脉平行（小于30°），从尾下1/4处（距尾尖2～3 cm）进针刺入后先缓慢注入少量药液，如无阻力，血管在瞬间变白，表示针头已进入静脉，可继续注入（图5-20）。一般推进速度为0.05～0.10 mL/s，一次注射量为0.05～0.1 mL/10 g体重。注射完毕后把尾巴向注射侧弯曲以止血，或者用干棉球压迫止血。如需反复注射，应尽可能从尾巴末端开始，之后向尾根部方向逐步推进注射。

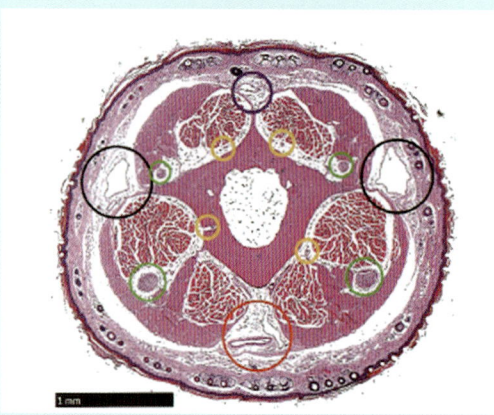

紫圈—尾背动静脉；红圈—尾中动静脉；黑圈—尾侧动静脉；黄圈—尾深动静脉；绿圈—尾神经。

图5-18 小鼠尾中段截面组织切片（HE染色）

（注：引自《Perry小鼠实验给药技术》）

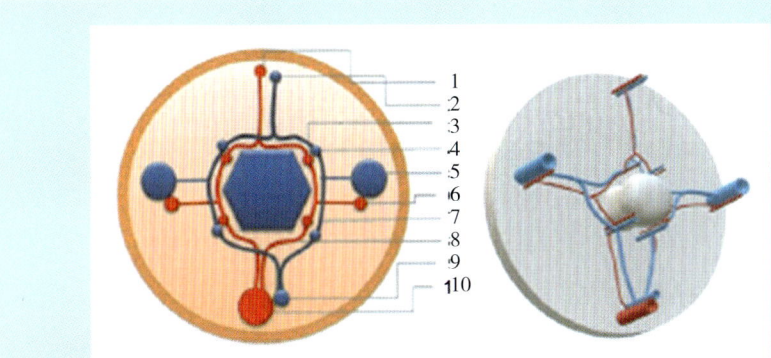

1—尾背动脉；2—尾背静脉；3—尾背深动脉；4—尾背深静脉；5—尾侧静脉；6—尾侧动脉；7—尾横静脉；8—尾横动脉；9—尾中静脉；10—尾中动脉。

图 5-19　小鼠尾远端 1/3 处横截面血管分布示意

（注：引自《Perry 小鼠实验给药技术》）

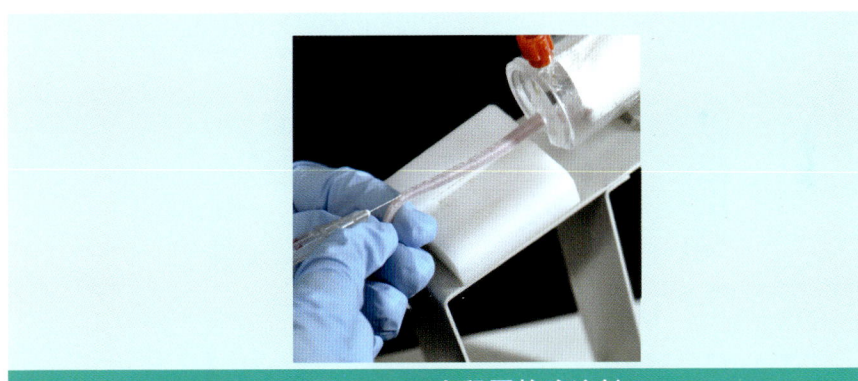

图 5-20　小鼠尾静脉注射

2. 大鼠的静脉注射方法

大鼠的静脉注射方法主要有 4 种：尾静脉注射法、阴茎静脉注射法、浅背侧跖静脉注射法和舌下静脉注射法。

（1）尾静脉注射法　大鼠尾部血管与小鼠情况类似，在背、腹侧及左右两侧均有集中分布，每侧均有由数对伴行的动脉、静脉组成的血管丛。在这些血管中有 3 根十分明显：腹侧有一根动脉，两侧各有一根静脉。两侧尾静脉比较容易固定。大鼠尾部皮肤常呈鳞片状角质化，因而将大鼠固定露出尾巴后，需先用酒精棉球涂擦，使其血管扩张，并可使其表皮角质软化。然后，将尾部向左或向右捻转 90°，此时尾部表面静脉怒张，以左手拇指和食指捏住鼠尾两侧，用中指从下面托起尾巴，以无名指和小指夹住尾巴的末梢，右手持注射器（带 5 号针头），使针头与静脉接近平行（小于 30°），从尾下 1/5 处（距尾尖 3～4 cm）进针，此处皮薄易于刺入。先缓慢注入少量药液，如无阻力，则可继续注入（图 5-21）。一般推进速度为 0.05～0.1 mL/s，一次注射量为每 100 g 体重注入 0.5～1.0 mL。如需反复注射，应尽可能从尾端开始，之后逐步向尾根部方向移动注射。

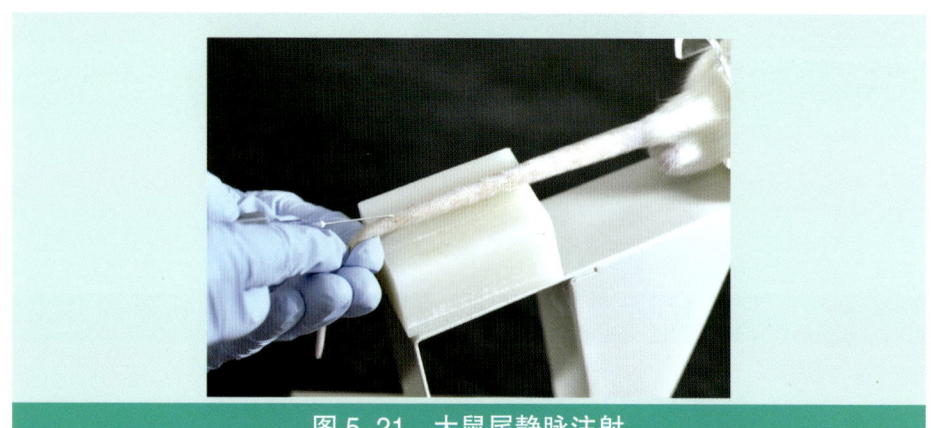

图 5-21　大鼠尾静脉注射

（2）阴茎静脉注射法　这是目前大鼠静脉输液、供试品给予的一种常用方法。将雄性大鼠麻醉后仰卧或侧卧，翻开包皮，拉出阴茎，背侧阴茎静脉非常粗大、明显，沿皮下直接刺入静脉（图 5-22）。

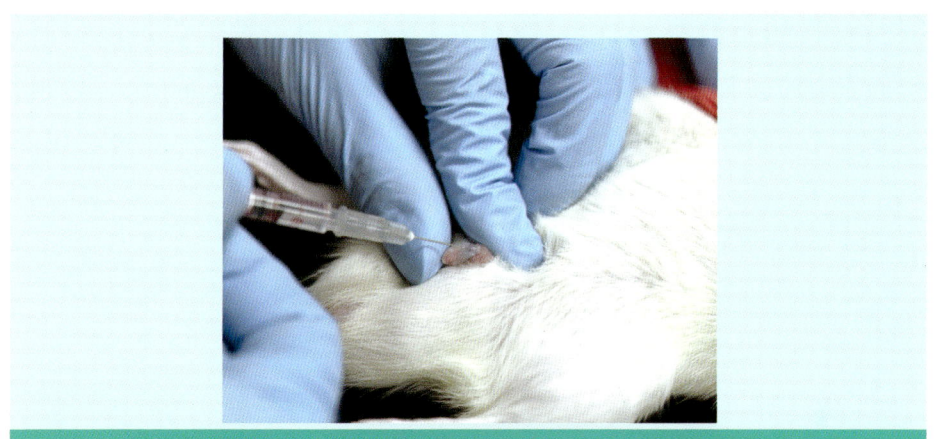

图 5-22 大鼠阴茎静脉注射

(3)浅背侧跖静脉注射法 进行左后肢的浅背侧跖静脉注射时,助手用左手抓住大鼠的颈背部使其呈仰卧位(拇指按住右前肢,中指按住左前肢,食指抓住头颈部背侧皮肤,无名指和手掌抓住其背部皮肤),用右手的拇指和食指夹住大鼠左后肢的大腿部,同时用右手中指和无名指夹住大鼠尾部。操作者用酒精棉球消毒左后肢,用注射针对准扩张的浅背侧跖静脉血管刺入注射(图 5-23)。

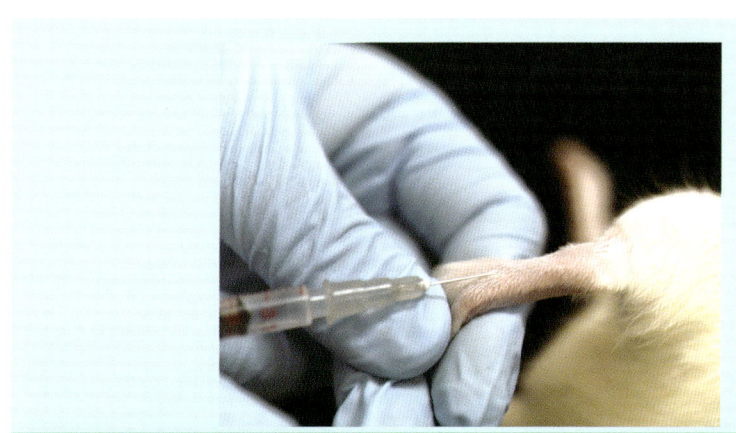

图 5-23 大鼠浅背侧跖静脉注射

（4）舌下静脉注射法　大鼠舌下静脉粗大，可用于供试品的给药。注射时，先麻醉好动物，再拉出舌头，找到舌下静脉，直接将药液注入（图5-24）。

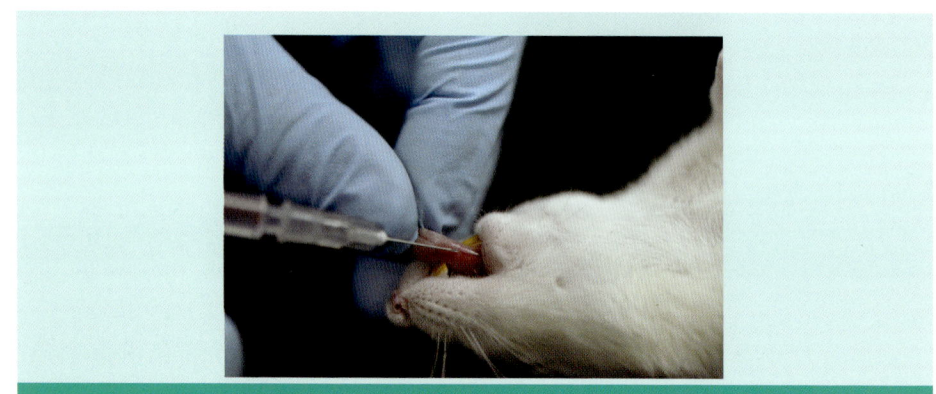

图 5-24　大鼠舌下静脉注射

此外，静脉给予供试品时，对于大鼠、豚鼠等小型动物，以及兔、犬、猫等中型动物，供试品快速给予时可用人工推注，而供试品缓慢给予或连续给予时，可用微量注射泵进行。

3. 豚鼠的静脉注射方法

常用的豚鼠静脉注射部位有耳缘静脉、外侧跖静脉。

（1）耳缘静脉注射法　用固定器将豚鼠固定好，然后由助手用拇指和食指夹住其耳翼并压住豚鼠的头部，右手按住豚鼠腰部。操作者剪去注射部位的被毛，用酒精棉球涂擦耳部边缘静脉，并用手指轻弹或搓揉鼠耳，使静脉充血。然后用左手食指和中指夹住静脉近心端，拇指和小指夹住耳缘部分，以左手无名指、小指放在耳下做垫，待静脉充分暴露后，右手持注射器（带有6号针头）尽量从静脉末端顺血管平行方向刺入1 cm（图5-25）。刺入静脉后回抽注射器，见有血后，放松对耳根处血管的压迫，固定针头缓缓注入供试品。注射后用干棉球压迫针眼数分钟，以防出血。每只豚鼠一次注射量不超过 2 mL。

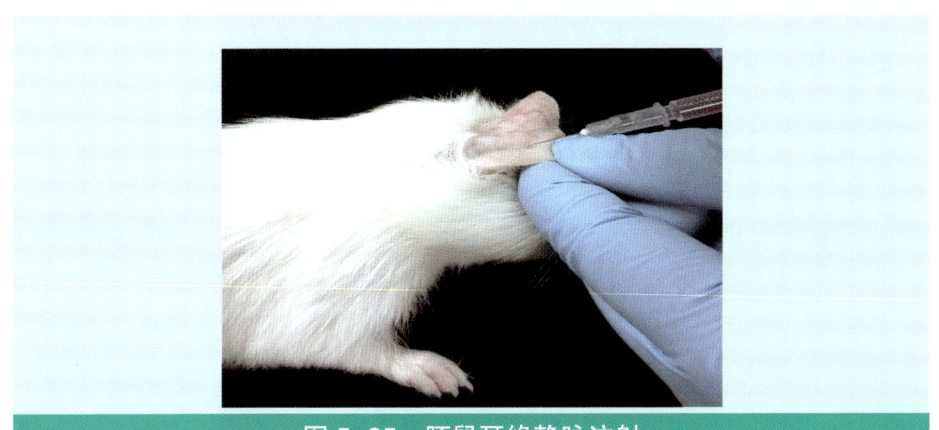

图 5-25　豚鼠耳缘静脉注射

（2）外侧跖静脉注射法　由助手将豚鼠固定好，操作者从后膝关节抓住动物肢体，压迫静脉管，将腿呈伸展状态。剪去注射部位的被毛，酒精棉球消毒后，可见粗大的外侧跖静脉，用 6 号或 7 号针头沿向心方向刺入血管注射（图 5-26）。

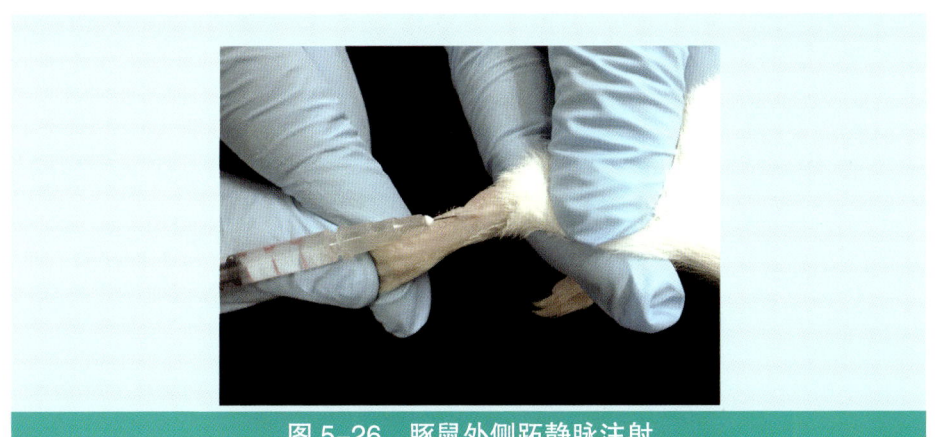

图 5-26　豚鼠外侧跖静脉注射

4. 兔的静脉注射方法

兔一般采用耳缘静脉注射法,因为该静脉浅表且易固定。注射时,由助手固定好动物,操作者将注射部位的被毛拔去并用酒精棉球涂擦,手指轻弹兔耳,使其静脉充盈。用左手食指和中指夹住静脉近心端,拇指绷紧静脉远端,无名指及小指垫在下面,再用右手指轻弹或轻揉兔耳,使静脉充分暴露。然后用右手持装置6号针头的注射器,从静脉远心端刺入血管内。如推注无阻力、无皮肤隆起发白,即可移动手指固定针头,缓慢注入供试品(图5-27)。拔出针头时要用干棉球压迫针眼数分钟,以防出血。

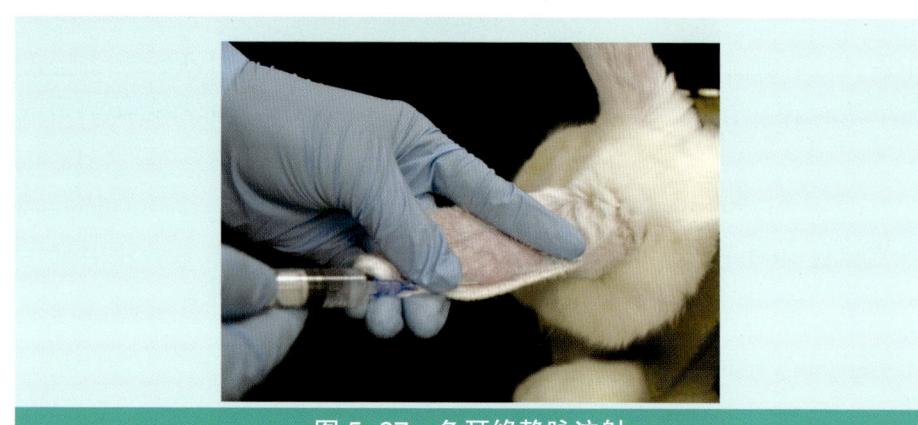

图5-27 兔耳缘静脉注射

5. 猫的静脉注射方法

常用的猫静脉注射部位有前肢内侧头静脉和后肢外侧小隐静脉。

(1)前肢内侧头静脉注射法 注射前,将动物侧卧固定,剪去注射部位的被毛,用胶皮带扎紧或用手抓紧静脉近心端,使血管扩张,从静脉远心端水平刺入注射供试品。

(2)后肢外侧小隐静脉注射法 注射前准备工作及操作手法同

前肢内侧头静脉注射法。

6. 犬的静脉注射方法

常用的犬静脉注射部位有后肢外侧小隐静脉、前肢内侧头静脉、前肢内侧正中静脉、后肢内侧大隐静脉、舌下小静脉和颈外静脉。

（1）后肢外侧小隐静脉注射法　此静脉在后肢胫部下 1/3 外侧浅表的皮下，由前侧方向后行走。注射前使犬侧卧，由助手将其固定好，将注射部位被毛剪去，用碘酊、酒精消毒皮肤。用胶皮带绑住犬股部，或由助手用手握紧股部，可明显见到此静脉。右手持连有 6 号针头的注射器，将针头向血管旁的皮下先刺入，而后与血管平行刺入静脉，回抽针筒，如有回血，放松对静脉近心端的压迫，并将针尖顺血管再刺进少许，然后注射者一手固定针头，一手慢慢将供试品注入静脉（图 5-28）。此注射法的关键是要很好地固定静脉，因为此静脉只隔一层皮肤，浅而易滑动，注射时针头刺入不可深，方向一定要与血管平行。

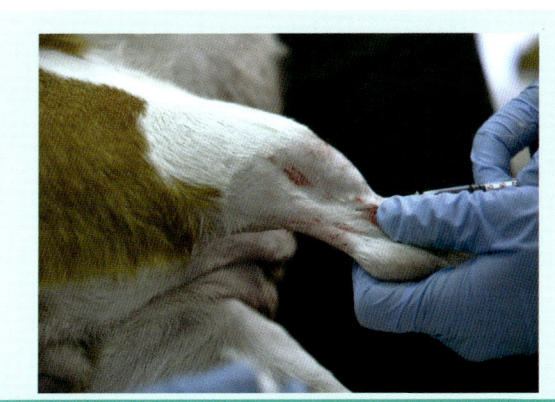

图 5-28　犬后肢外侧小隐静脉注射

（2）前肢内侧头静脉注射法　此静脉在前肢内侧面皮下，靠前肢内侧外缘行走，比后肢外侧小隐静脉还要粗一些，而且比较容易固定（图 5-29），因此，一般静脉注射或取血时常用此静脉。注射方法同前述的后肢外侧小隐静脉注射方法。

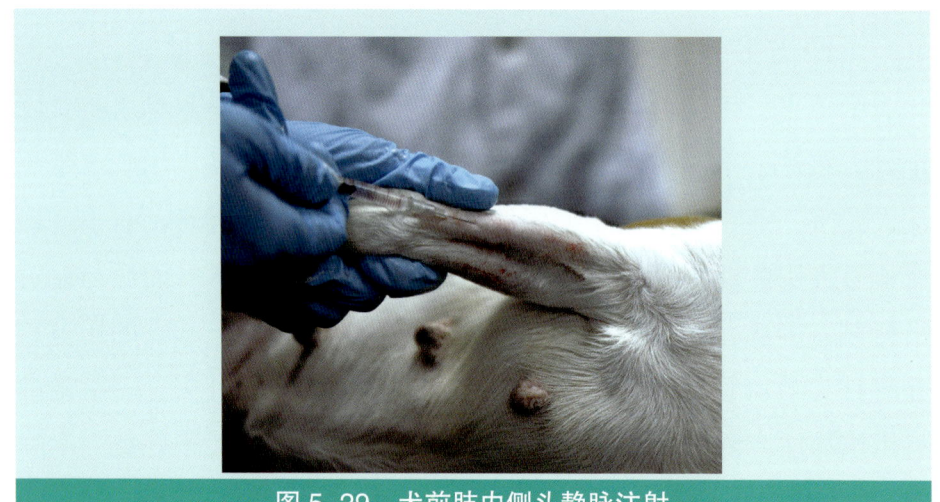

图 5-29　犬前肢内侧头静脉注射

（3）前肢内侧正中静脉注射法　此静脉在前肢内侧面皮下，正中位置，向上延伸至肱静脉。此血管位置偏深，注射时有时需要切开皮肤。

（4）后肢内侧大隐静脉注射法　后肢内侧大隐静脉和小隐静脉一样，也属于浅层静脉。位于后肢内侧面皮下，正中位置，向上延伸至股部中段归于股静脉。

（5）舌下小静脉注射法　将犬四肢固定于手术台上。注射前，将犬嘴打开，用包着纱布的舌钳把舌头拉出来并翻向背侧，即可清楚见到很多舌下小静脉，找一根较粗的做静脉注射（图 5-30）。注射完将针头拔出时，应立即用棉球压迫止血，或用淀粉海绵等外用止血粉止血。因舌下小静脉周围都是软组织，且血管分布很丰富，如针孔太大，不易止血，因此尽量选用细针头。

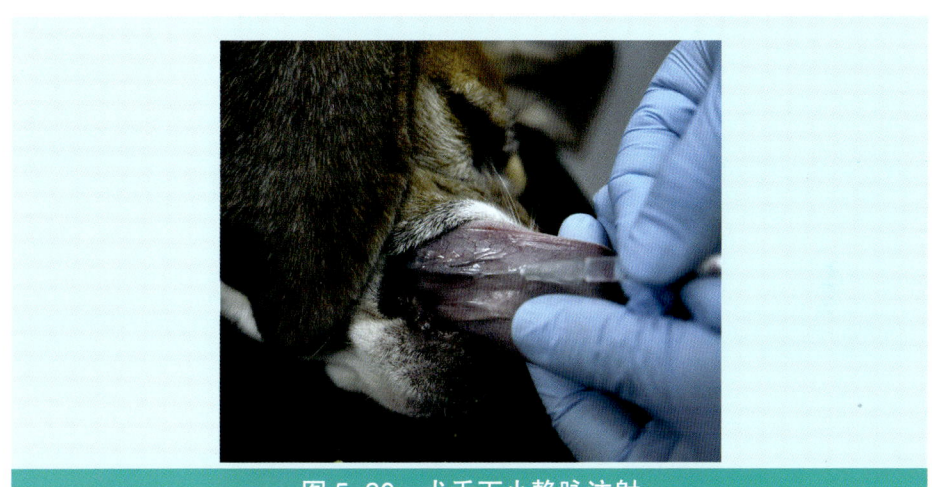

图 5-30　犬舌下小静脉注射

（6）颈外静脉注射法　将犬固定好，用左手大拇指压迫颈外静脉入胸部位皮肤，使之怒张，然后将注射针朝头的方向刺入。略回抽或不回抽筒塞，看有无血液回流。如有，即说明已插入血管；如无，则宜前后将针头抽动，这时仍无血，则应另选适当部位。若需要连续多次注射，可装置血管置针。

7. 猴的静脉注射方法

猴的静脉注射部位常选用前肢桡静脉或后肢隐静脉，注射方法同犬的静脉注射方法。

8. 猪的静脉注射方法

猪的静脉注射部位常选用耳缘静脉（图 5-31）。注射方法同兔的静脉注射方法。猪耳缘静脉比兔的更粗大，更易于注射。

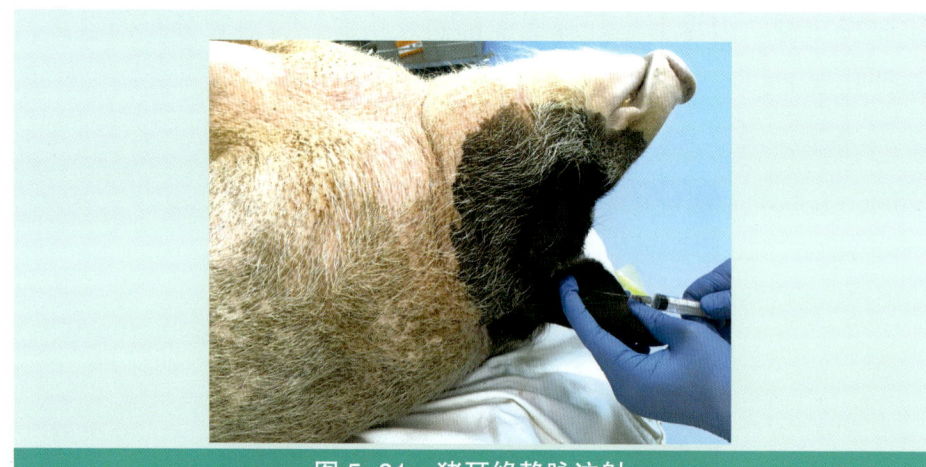

图 5-31　猪耳缘静脉注射

（六）腹腔注射方法

在动物实验中，有些动物个体太小，不适合进行肌内注射或静脉注射，或者这两种途径的注射剂量有限；有些重症病例发生了循环障碍，静脉注射十分困难。腹膜的吸收速度很快，且可以大剂量注射，在这些情况下，一般对动物采取腹腔注射。

1. 小鼠、大鼠的腹腔注射方法

对小鼠、大鼠进行腹腔注射时，先固定好动物。固定小鼠时，用左手拇指和食指紧紧抓住颈背部两耳之间的松弛皮肤，手掌成杯状握鼠背，使其腹部皮肤伸展，同时用小指压住尾根（图 5-32）。固定大鼠时，用左手的大拇指、食指和中指从大鼠的前肢和头部后面抓住大鼠，既要紧又要轻柔，同时用身体抵住大鼠的两后肢使之固定，使其腹部向上并伸展。注射时，应使动物头部略低，腹部抬高（为避免刺破内脏，可将动物头部放低，尾部提高，使脏器移向横膈处），右手将注射器的针头（5 号）刺入皮肤。进针部位是距离下腹部腹中线稍向左或向右 1 mm 的位置。针头先到达皮下，继续向前进针 3～5 mm，再以 45° 角刺入腹肌，针尖通过腹肌后有突破感，抵抗力消失，回抽无血，固定针尖，缓缓注入供试品（图 5-33）。小鼠、大鼠的一次性注射量均为每 10 g 体重 0.1～0.2 mL。

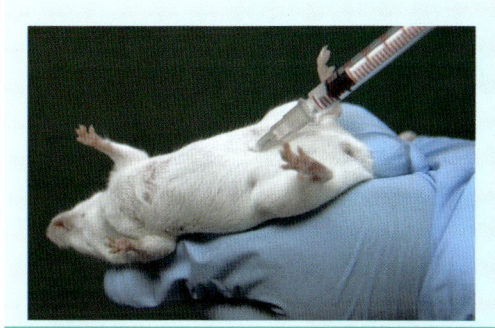
图 5-32　小鼠的腹腔注射

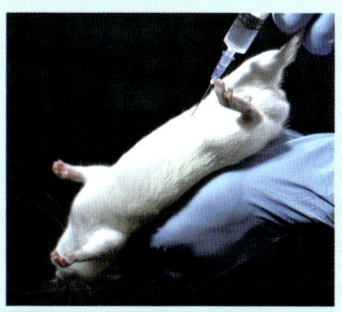
图 5-33　大鼠的腹腔注射

2. 豚鼠的腹腔注射方法

先固定好豚鼠，使其仰卧固定并伸展，右手持注射器（带有 5 号针头）将针头刺入皮肤。进针部位是下腹部腹中线稍偏左或右处（图 5-34）。针头到达皮下后，再向前进针 5～10 mm，以 45° 角刺入腹腔，针尖通过腹肌后抵抗力消失。固定针尖，缓缓注入供试品。为避免刺破内脏，可将动物头部稍低，使脏器移向头的方向。豚鼠的一次腹腔注射量不超过 4 mL。

3. 兔的腹腔注射方法

为兔进行腹腔注射时，让助手先固定好兔，使其腹部朝上、头低腹高。操作者去被毛并用酒精棉球消毒注射部位，右手将注射针（5 号）在距后腹部的腹白线左侧或右侧离开 1 cm 处刺入皮下，然后使针头向前推进 5～10 mm，以 45° 角穿过腹肌，固定针头，缓缓注入供试品。单人徒手操作时，也可采用下述方法：将兔置于实验台面，用腋窝夹住兔颈部，同侧手放于兔臀部，向腋窝方向适当施以推力保定动物，试验人员另一只手持注射器靠下腹侧垂直腹壁进针，回抽无血或肠内容物即可注入供试品（图5-35）。

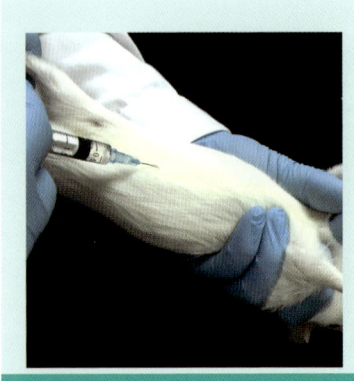 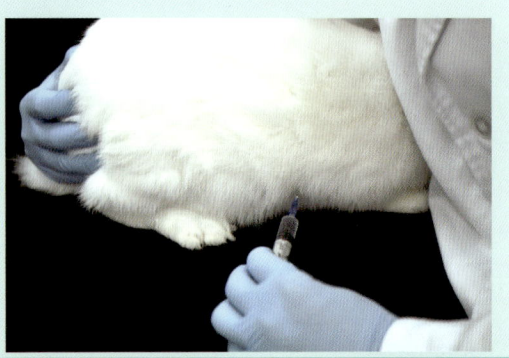

图 5-34　豚鼠的腹腔注射　　　　图 5-35　兔的腹腔注射

4. 猫的腹腔注射方法

猫的腹腔注射部位同兔。让助手抓住并固定动物，使其腹部向上，头向下，在后腹部约1/3处腹中线略靠外侧（避开肝和膀胱）将注射针头（5号）刺入腹腔，然后回抽针筒，观察是否插入脏器或血管，确定已插入腹腔后，固定针头，进行注射。

5. 犬的腹腔注射方法

进行犬腹腔注射时，让助手抓住动物，使其前躯侧卧，后躯仰卧，将两前肢系在一起，两后肢分别向后外方转位，充分暴露注射部位，保定好头部。注射部位为脐和骨盆前缘连线的中间点，腹白线左侧或右侧1~2 cm处。注射时，局部消毒，将注射针头（5号）刺入皮肤，一次穿透腹肌及腹膜，当针头刺破腹膜时，顿觉无阻力，有落空感。回抽针栓观察是否插入脏器或血管,针头内无气泡及血液流出,也无脏器内容物溢出,在准确判定已插入腹腔后,可固定针头,进行注射。驯化良好的温顺犬只行腹腔注射时也可让犬采取站立姿势,将注射器靠下腹侧垂直腹壁进针进行注射(图5-36)。腹腔注射时的供试品必须加温至37～38℃,不然温度过低会刺激肠管,引起痉挛性腹痛。为利于吸收,注射的供试品一般选用等渗或低渗液。如发现膀胱内积尿时,应轻压腹部,使其排尿,待排空后再注射。犬一次可注入200～1500 mL。

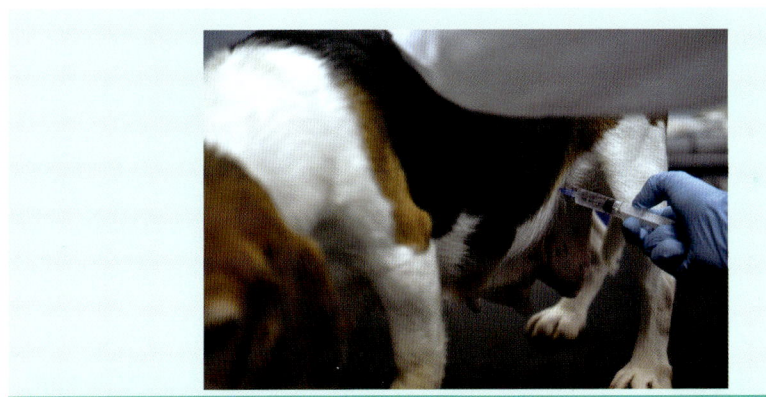

图5-36 犬的腹腔注射

6. 猪的腹腔注射方法

猪的腹腔注射部位通常选取自脐至两腰角所划的三角区内,从距腹白线左或右4～5 cm的部位进针。注射时,注意不要伤及内脏(图5-37)。

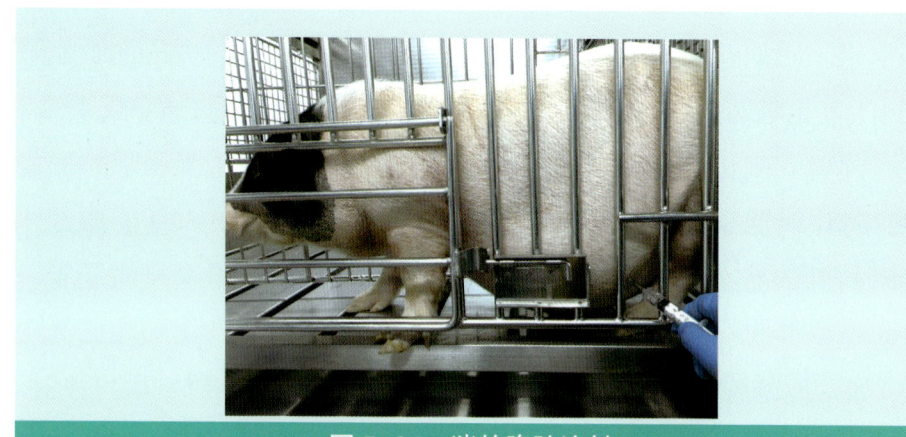

图 5-37　猪的腹腔注射

（七）其他注射方法

1. 犬的胸膜腔注射方法

犬保定成斜卧侧位，左侧向上，将外上肢保定于头部上方。在第 2 根肋骨下 1/3 处前缘剪毛，用碘酊、酒精消毒，刺针前向一侧移动皮肤，捏住胶管，在后一肋骨的前缘垂直刺入（避开血管和神经），当针锋抵抗感觉突然消失后表示针尖已进入胸膜腔，回抽无血，注药，拔针，消毒。要注意应移动皮肤，在肋骨前缘刺入，刺入前闭合胶管，无阻力，不见回血方可注射，防止过深伤肺。

2. 小鼠的脑内注射方法

给小鼠脑内注射时，先将其额部消毒。操作者用左手拇指及食指抓住鼠两耳和头皮并固定好动物，右手用套有塑料管、针尖露出 2 mm 长的 5 号针头，直接由额部正中刺入脑内，注入供试品（图 5-38）。

3. 椎管内注射方法

该方法常用于兔。操作时将兔麻醉后做自然俯卧式，尽量使其尾向腹侧弯曲。用剪毛剪剪去第七腰椎周围被毛并用 3% 碘酊消毒。干后再用 75% 酒精将碘酒擦去（操作者的手也应消毒）。当针头到达椎管内时（蛛网膜下腔），可见到兔的后肢颤动，即证明穿刺针头已进入椎管（图5-39）。这时不要再向下刺，以免损伤脊髓神经。若没有刺中，不必拔出针头，以针尖不离脊柱中线为原则，将针头稍稍拔出一点，换个方向再刺，一旦确认针头在椎管内，固定针头，将供试品注入。一般注射量为每只兔0.5～1.0 mL。

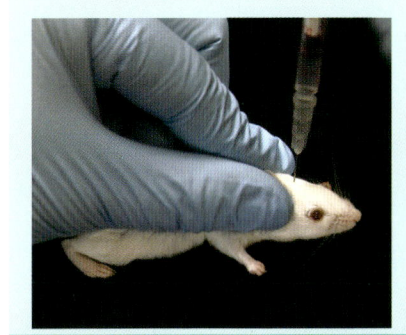 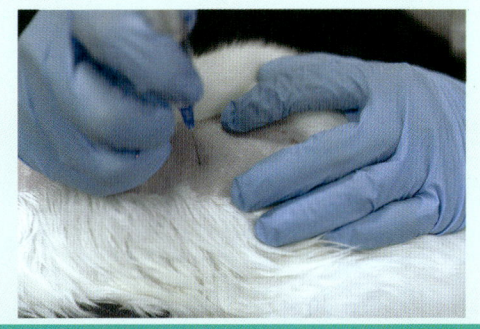

图5-38　小鼠的脑内注射　　　图5-39　兔的椎管内注射

4. 关节腔内注射方法

该方法也常用于兔。操作时，首先将兔麻醉后仰卧位固定于兔固定台上，剪去关节部位被毛，消毒后用左手从下方和两旁将关节固定，在髌韧带附着点外上方约0.5 cm处进针。针头从上前方向下后方倾斜刺，直至针头遇阻力变小为止，然后针头稍向后退，以垂直方向推入关节腔中。针头进入关节腔时，通常有刺破薄膜的感觉，确认针头已进入关节腔内，即可注射供试品。

5. 淋巴囊内注射方法

蛙类常采用淋巴囊内注射方法，因其全身皮下分布有咽、胸、背、腹侧、腹、大腿和脚等7个淋巴囊。注入供试品易被吸收。常选用腹部淋巴囊和头背淋巴囊注射。注射时，将针头从蛙大腿上端刺入，经大腿肌层入腹壁肌层，再进入腹壁皮下，即进入淋巴囊，然后注入供试品。有时也可选用胸淋巴囊注射，方法是将针头刺入口腔，穿过下颌肌层入胸淋巴囊内注入供试品。一次最大注射量为 1 mL。

6. 气管内注射给药

气管内注射给药常用于治疗支气管炎、肺炎等呼吸道疾病及肺脏驱虫等药物实验。注入的药物应容易吸收并必须全部溶解，药液的量要小，温度为 38 ℃左右。注射部位为颈部中央的气管。给犬和猪进行注射前，先剪被毛、消毒，然后垂直进针，出现落空感后回抽，见有回血进入注射器内即可缓缓注入药液。注射时，用手固定住气管，以防动物咳嗽、摆头挣扎而致针头脱出。而禽的气管内注射部位则在禽的喉下，颈部腹侧偏右，气管的软骨环之间。针头刺入后，应缓慢注入药物。

三、注射的并发症及其预防处理

注射操作虽然简单，容易掌握，但是注射中如果马虎从事，也容易发生药液外漏、针头折断、血管栓塞、局部感染化脓等并发症。

（一）药液外漏

当进行血管内注射时，一定要确定针头刺入血管一定深度后再注射药液。如果针头刺入血管太浅，或者针头刺穿血管，或者动物骚动造成针头脱出等均可造成药液外漏。如发现药液外漏，应立即停止注射并视具体情况做相应处理。一般无刺激性的药液少量漏于皮下，机体可以吸收。如是水合氯醛、氯化钙、高渗盐水等强刺激性药液漏于皮下，则应及时处理，否则可造成组织发炎、化脓、坏死。若是强刺激性药液少量漏于皮下，可实行局部热敷，促其吸收。大动物可从另一侧静脉采 10～20 mL 血液，注于患部皮下。自体血液有缓解疼痛、消炎的作用。如果大量强刺激性药液外漏，应立即在注射部剪毛、剃毛、消毒后，平行静脉切开皮肤，而后用高渗液引流。

（二）针头折断

针头折断常见于肌内注射时，主要是由于用力不当或将针全长刺入组织内，刺针时动物骚动，肌肉强烈收缩，以及针头原有损伤未查出等。

折断的针头如位置较浅，应立即用镊子或止血钳取出。如位置较深，则应保持动物安静，实施局部麻醉或镇定、镇痛后，切开局部皮肤肌肉取出。如由于肌肉强烈收缩，或夹取不当，造成断针游走，不易寻找时，可应用 X 射线检查定位，再以手术切开方法取出。

（三）血管栓塞

血管栓塞是将空气与药液一起大量注入血管内造成的。血管栓塞于重要器官，如脑、心脏时，可引起动物迅速死亡，因此，在进行血管内注射时，一定要将注射器或注射胶管中的空气排净，油类制剂不能进行血管内注射。

（四）局部感染化脓

注射部位的感染化脓，主要是由于消毒不严格、误用刺激性药液进行肌内注射、注射部位选择不当、动物啃咬等造成的。

注射部位感染，尤其是厌氧菌感染是非常危险的并发症。因此，严格无菌操作，仔细检查注射的药液，是预防感染的关键措施。一旦感染，应给予抗生素治疗，局部要及时切开，排出脓汁和清除坏死组织。

（王晶晶　翟亚南）

第六章
各种检验标本的采集方法

一、采血术

实验动物的采血方法很多,按采血部位的不同可分为尾部采血、耳部采血、眼部采血、心脏采血、大血管采血等。选择什么部位采血与使用何种采血方法,需视动物种类、检测目的、实验方法及所需血量而定。

(一)尾尖采血方法

自尾尖采血的方法主要用于大鼠、小鼠。此方法可反复多次采血,但每次采血量不大。

(1)剪尾 剪尾时首先把动物固定或麻醉,将尾巴置于45～50℃热水中,浸泡数分钟,也可用酒精棉球反复擦拭,使尾部血管扩张,擦干,剪去尾尖,血自尾尖流出,让血液滴入盛器或直接用吸管吸取;也可用试管等接住,自尾根部向尾尖按摩,血液会自尾尖流入试管(图6-1)。一般来说,所剪尾尖长度越短,出血量越少,在出血量能够满足使用需求的前提下,所剪尾尖长度应尽可能短,以减轻动物痛苦,保障动物福利。

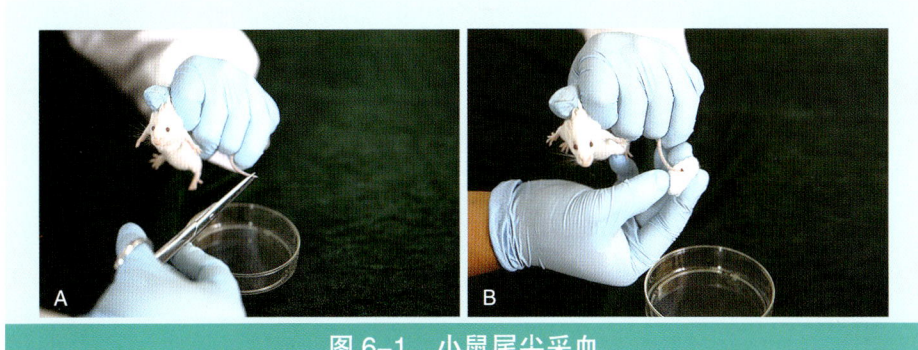

图 6-1　小鼠尾尖采血

（2）切开尾静脉　采用此方法时，可用锐利刀片切开尾静脉，用试管等接住血液。如需多次采血，可交替切割两根尾静脉，切割点应自尾尖向尾根方向逐渐推进，切不可逆向推进。切割后用棉球压迫止血（图 6-2）。

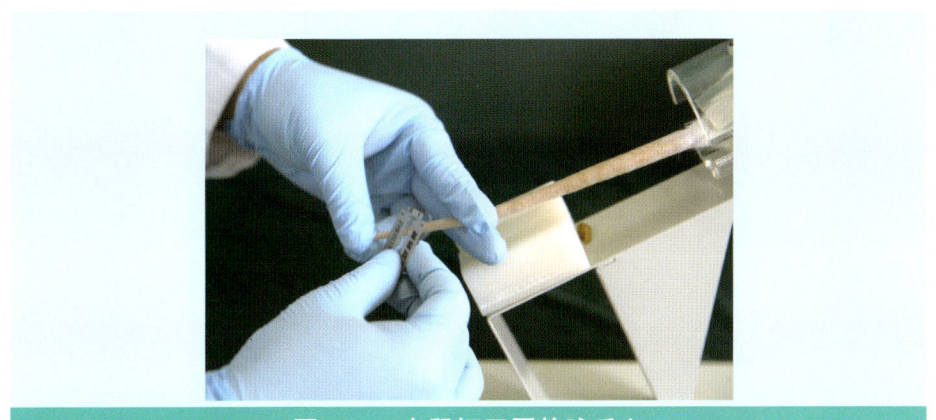

图 6-2　大鼠切开尾静脉采血

（二）眶静脉（眼底静脉）丛采血方法

将动物浅麻醉，采血侧眼睛向上固定体位，然后左手拇指、食指从背部较紧地握住小鼠或大鼠的颈部（应防止动物窒息）。取血时，左手拇指及食指轻轻压迫动物的颈部两侧，使头部静脉血液回流困难，眼球充分外突，眶静脉丛充血。右手持带 7 号针头的 1 mL 注射器或长颈（3～4 cm）硬质毛细玻璃管（内径 0.5～1.0 mm，内涂抗凝剂），将采血管与面部成 45°的夹角，在泪腺区域内用采血管由眼内角在眼睑和眼球之间向喉头方向刺入。若为针头，其斜面先向眼球，刺入后再转 180°角使斜面对着眼眶后界。刺入深度：小鼠 2～3 mm，大鼠 4～5 mm。当达到蝶骨感到有阻力时，再稍后退 0.1～0.5 mm，边退边抽。然后将采血管保持水平位，稍加旋转并后退吸引。血液自动流入取血管。当得到所需要的血量后，将穿刺器械取出，同时松开左手。为防止术后穿刺孔出血，用消毒纱布压迫眼球 30 s（图 6-3）。

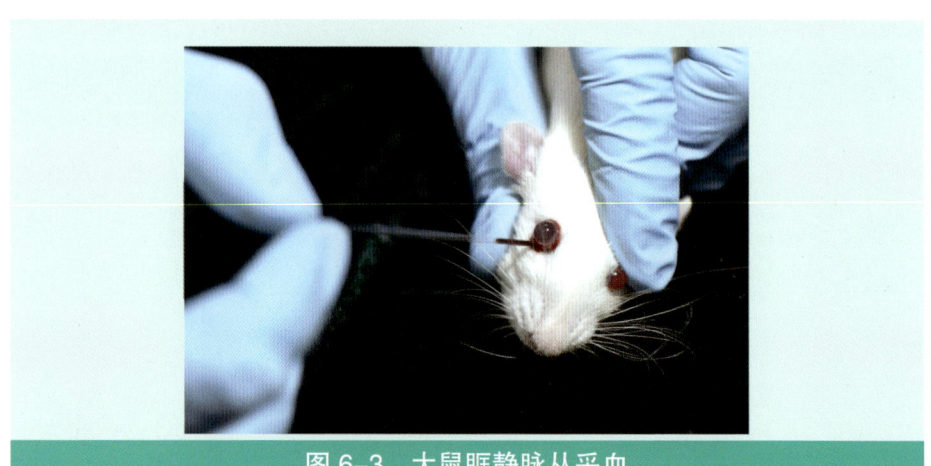

图 6-3 大鼠眶静脉丛采血

（三）心脏采血方法

大鼠、小鼠因心脏搏动快，心腔小，位置较难确定，故较少采用心脏采血。操作时，将动物仰卧固定在鼠板上，剪去胸前区部位的被毛，用碘酊、酒精消毒皮肤。在左侧第 3～4 肋间用左手食指摸到心搏处，右手持带有 4～5 号针头的注射器，选择心搏最强处进行穿刺。当针刺入心脏时，血液由于心脏搏动的力量自动进入注射器。对兔、豚鼠、犬、猫常用心脏采血方法。基本方法同大鼠、小鼠的心脏采血，但操作更容易。采血中回血不好或动物躁动时应拔出注射器，重新确认后再次穿刺采血。经 6～7 天后，可以重复进行心脏采血（图 6-4）。

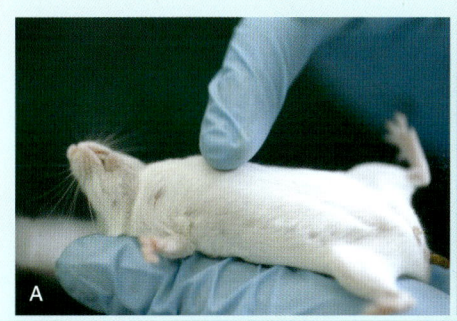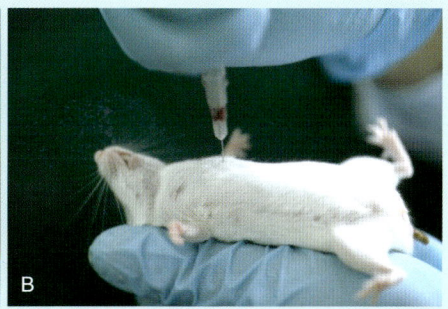

图 6-4　小鼠心脏采血

心脏采血注意要点：①注射器针尖要迅速而直接插入心脏，否则，心脏将从针尖移开；②如第一次没刺准，将针头抽出重刺，而不要在心脏周围乱探，以免损伤心肺，造成内出血；③由胸骨左缘外适当距离（大鼠、小鼠约为 3 mm，犬、猫为 1.0～1.5 cm）处垂直落针，不可自胸壁旁侧进针，否则容易刺伤肺脏；④要缓慢而稳定地抽吸，否则太大的负压可使心脏塌陷。

如不需动物存活时，也可麻醉后切开动物胸部，将注射器直接刺入心脏抽吸血液。操作时，先将动物深麻醉后固定在鼠板上，剖开胸腔，然后将注射器针头刺入右心室后立即抽血。开胸时，要尽可能减少出血。而兔、豚鼠、犬、猫等体型较大动物一般无须开胸。

（四）静脉采血方法

静脉采血是最常用的采血方法，且各种动物均可采用，但不同动物对静脉的选择各异。

（1）大鼠的阴茎静脉采血方法　阴茎静脉采血在大鼠等动物中是常用的方法。将雄性大鼠麻醉后仰卧或侧卧，翻开包皮，拉出阴茎，背侧阴茎静脉非常粗大、明显，沿皮下直接刺入采集血液（图6-5）。

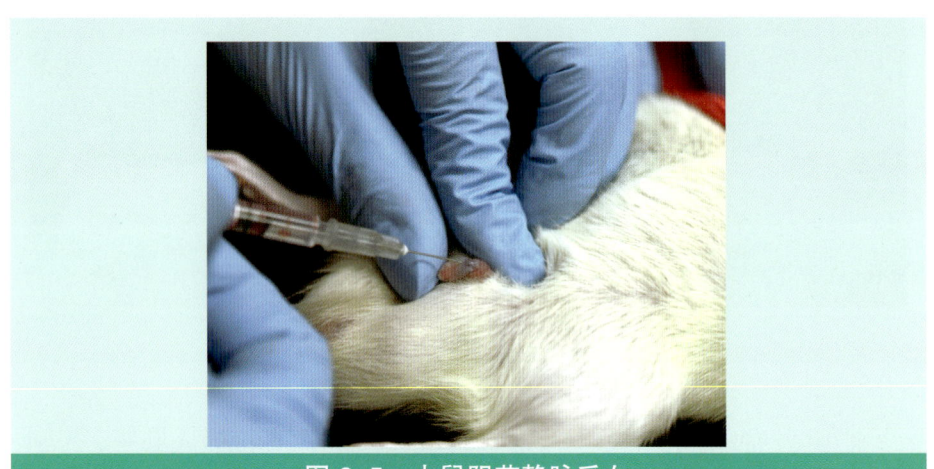

图 6-5　大鼠阴茎静脉采血

（2）兔的静脉采血方法　兔多从耳缘静脉处采血。耳缘静脉可采集中等血量，且可反复采血。操作时，将兔固定于兔盒内或由助手固定，选静脉较粗且清晰的耳朵，拔去采血部位的被毛，消毒。为使血管扩张，可用手指轻弹或用酒精涂擦血管局部，也可用电灯照射加热。用6号针头沿耳缘静脉远心端刺入血管。也可以用刀片在血管上切一小口，让血液自然流出。取血后，用棉球压迫止血（图6-6）。

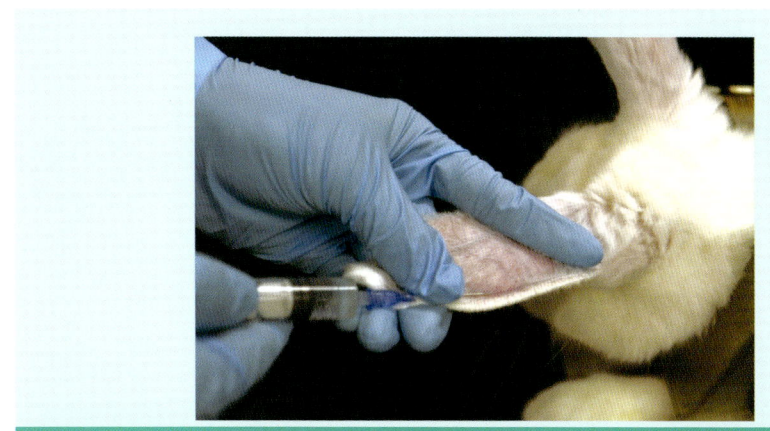

图 6-6　兔耳缘静脉采血

（3）犬的静脉采血方法　犬的静脉采血，既可从颈静脉采集，也可从隐静脉采集。当从颈静脉采血时，无须麻醉。将犬固定，取侧卧位，剪去颈部被毛约 3 cm×10 cm 范围并消毒。然后将犬颈部拉直，头尽量后仰。用左手拇指压住颈静脉入胸部位的皮肤，使颈静脉充盈，右手取连有 7 号针头的注射器，针头平行血管向头部刺入血管。由于此静脉在皮下易于滑动，针刺时除用左手固定好血管外，刺入要准确。取血后要注意压迫止血。本法一次可采血较多。

隐静脉在后肢胫部下 1/3 处的外侧浅表皮下，由前侧方向后行走。采血前使犬侧卧，由助手将其固定好，将采血部位被毛剪去，用碘酊、酒精对皮肤消毒。用胶皮带绑住犬股部，或由助手用手紧握犬股部，可明显见到此静脉。右手持连有 6 号针头的注射器，将针头向血管旁的皮下先刺入，而后与血管平行向心刺入静脉（图 6-7），即可抽取所需血量。隐静脉采血的关键是要很好地固定静脉，因为此静脉就在一层皮肤之下，浅而易滑动，抽血时针头刺入不可深，方向一定要与血管平行。

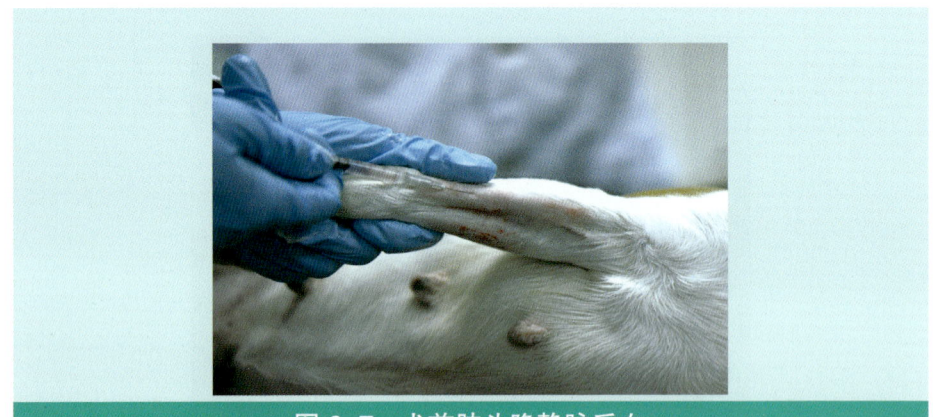

图 6-7　犬前肢头隐静脉采血

（4）猴的静脉采血方法　猴的体表面积较大，静脉分布广泛且表浅，易于穿刺，可从耳缘静脉、颈静脉、前肢头静脉、后肢皮下静脉等多处静脉采血。本手册仅介绍后肢皮下静脉采血法。先将猴两前肢向背部方向拉，并用绷带将其两腕部绑紧。由一人用左手抓住其两肢，右手抓住动物头和后颈部；另一人左手抓住一侧后肢跗关节部位，右手抓住取血侧后肢的股部，使后肢皮下静脉怒张。取血者用左手抓住后肢跗关节处将后肢固定好，剪去取血部位被毛，进行消毒。右手持连有 7 号针头的注射器，针头沿与静脉平行方向向心刺入血管，即可进行采血。采血完毕后压迫止血。

（5）小型猪的静脉采血方法　猪的静脉采血多从耳缘静脉处进行，本方法可采集中量或少量血液。将猪固定，用力擦拭猪耳，可清晰见到耳缘静脉，在欲取血处用碘酊、酒精消毒。用连有 6 号针头的注射器直接抽取，取血手法同兔耳缘静脉采血。注意抽吸速度不要太快。另外，因猪耳皮肤较厚，应选择锐利的针头进行采取。也可用刀片切开静脉，用吸管等物吸取。采血完毕，注意压迫止血（图 6-8）。

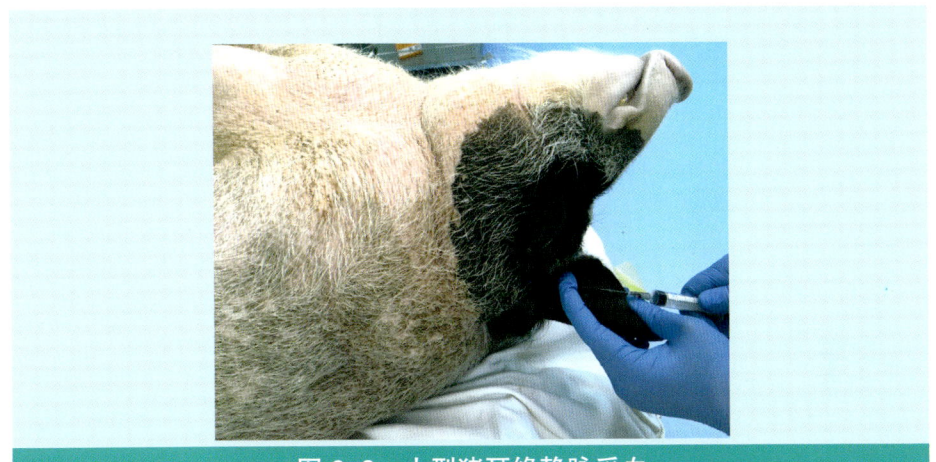

图 6-8　小型猪耳缘静脉采血

（五）动脉采血方法

动脉采血方法适用于多种实验动物，但采血部位因动物种类不同而有所差异。下面介绍两种常用的动脉采血方法。

（1）颈动脉采血方法　颈动脉采血适用于小鼠、大鼠、豚鼠、兔等动物，此采血法可采集大量血液。操作时，将动物麻醉，仰卧位固定。以颈正中线为中心进行消毒（兔在消毒前须剃毛）。剪开颈部皮肤，将颈部肌肉用无钩镊子推向两侧，暴露气管，即可看到平行于气管的桃红色颈动脉。分离出一段颈动脉，结扎远心端，并在近心端放一缝线，在缝线处用动脉阻断钳夹紧动脉，然后在结扎线和近心端缝线之间用眼科剪刀做"T"形或"V"形剪口，并将一端剪成斜面的塑料导管经切口处向心脏方向插入少许长度。结扎近心端缝线，将血管与塑料管固定好，将塑料管的另一端放入采血的容器中。缓慢松开动脉夹，血液便会流出（图 6-9 至图 6-12）。

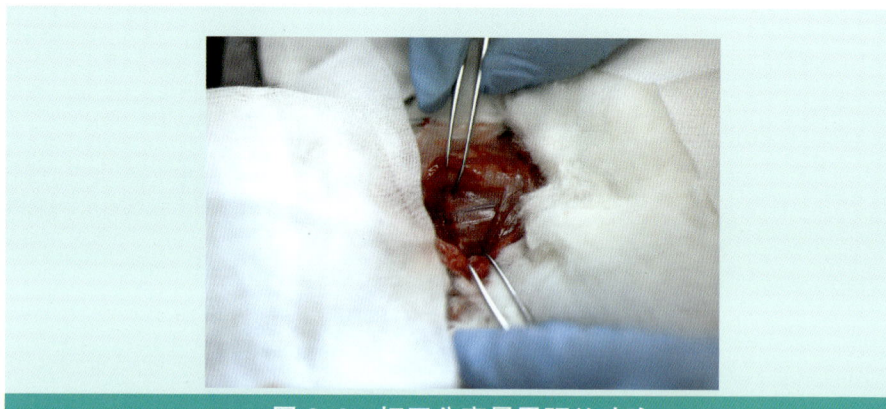

图 6-9　切开分离暴露颈总动脉

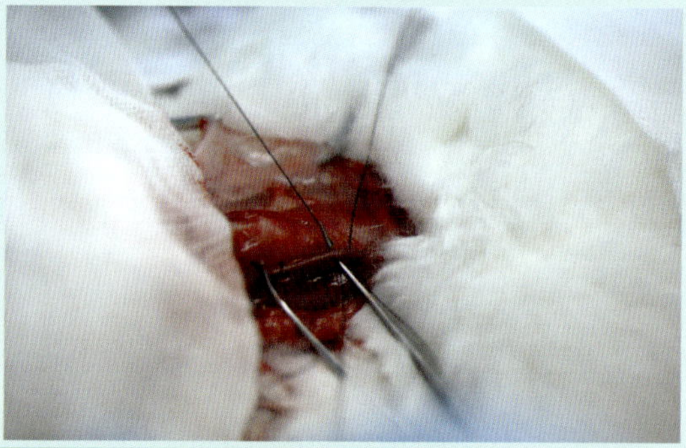

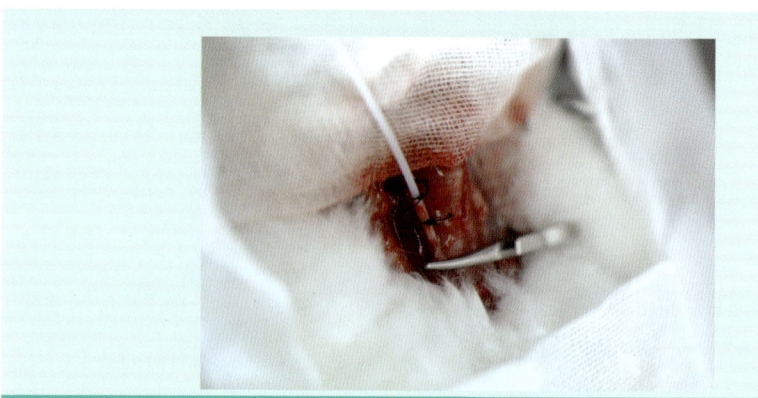

图 6-10　分离颈总动脉结扎远心端

图 6-11　颈总动脉夹闭近心端并插管固定

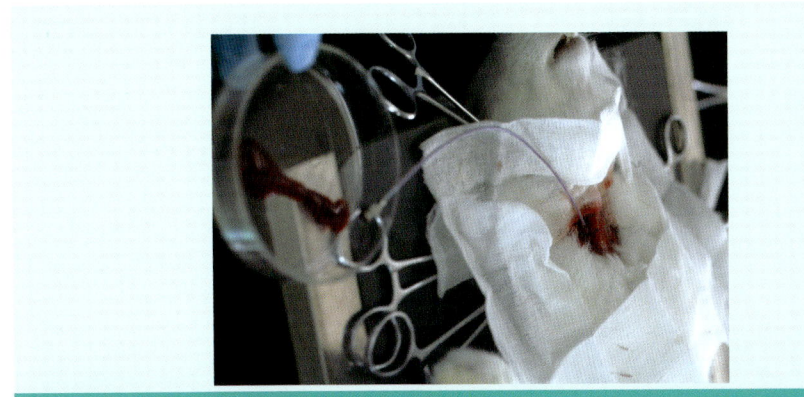

图 6-12 打开动脉夹放血

（2）腹主动脉采血方法　此法适用于小鼠、大鼠、沙鼠等实验动物。操作时，先用麻醉剂对动物进行深麻醉，然后将动物仰卧位固定在橡胶板上，打开腹腔。开腹时，要尽可能减少出血量。打开腹腔后，将肠管推向一侧，用手指轻轻分开脊柱前的脂肪，暴露出腹主动脉。在腹主动脉远心端打一结，再用血管夹阻断腹主动脉近心端，然后在两阻断点之间向近心端方向平行刺入，松开近心端的阻断，立即采血。由于动脉压力较大，不用力或稍用力抽取注射器活塞即可，切莫用力快速抽取，防止抽血过快引起溶血。采血时，要注意保持动物安静。若动物躁动，要停止采血，追加麻醉药物（图6-13 至图 6-16）。

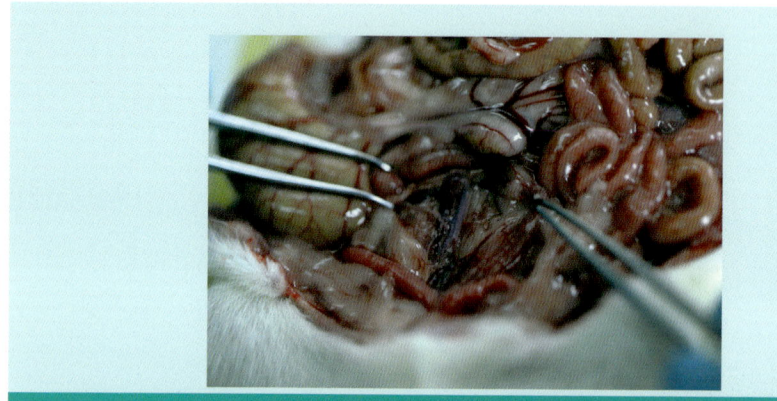

图 6-13　打开腹腔暴露腹主动脉位置

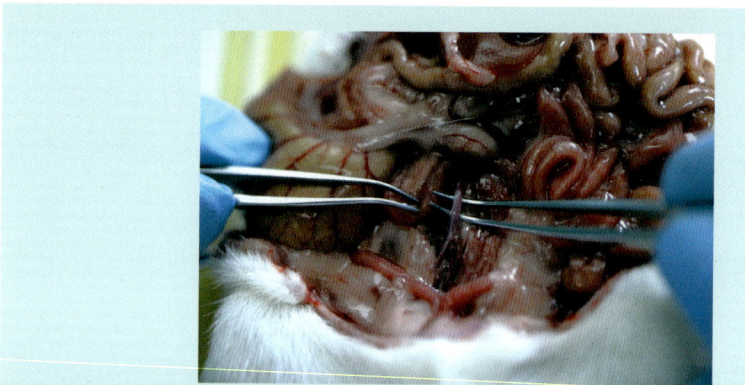

图 6-14　分离腹主动脉

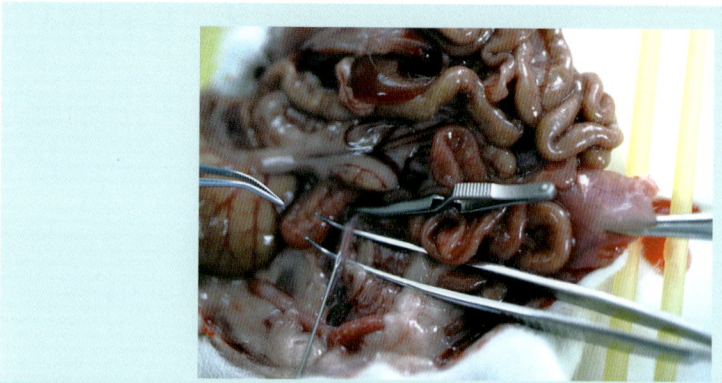

图 6-15　夹闭腹主动脉近心端插入注射器

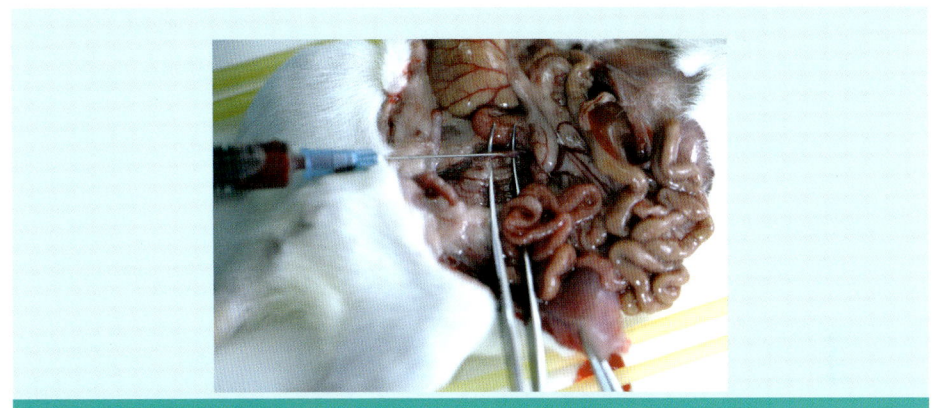

图 6-16　打开动脉夹进行抽血

二、体液采集术

（一）胸腔积液、腹腔积液采集术

1. 胸腔积液的采集

主要采用胸腔穿刺法收集胸腔积液，也可处死动物剖开胸腔采集。操作方法：实验动物取立位或半卧位固定，局部皮肤去毛、消毒、麻醉，穿刺针头与注射器之间接三通连接装置，实验人员以左手拇指、食指绷紧局部皮肤，右手握穿刺针于实验动物腋后线第 11～12 肋间隙穿刺，穿刺针要紧贴肋骨前缘，否则容易损伤肋间神经。也可在胸壁近胸骨左侧缘第 4～5 肋间隙穿刺。垂直进针，穿刺肋间肌时产生一定阻力，当阻力消失有落空感时，说明穿刺针已刺入胸膜腔，用左手固定穿刺针，打开三通连接装置，缓慢抽取胸腔积液。

2. 腹腔积液的采集

动物站位固定，局部皮肤去毛、消毒、麻醉，用无菌止血钳小心提起皮肤，右手持小针头或穿刺套管针沿下腹部靠腹壁正中线处轻轻垂直刺入，注意不可刺入太深，以免损伤内脏，针头有落空感后，说明穿刺针已刺入腹膜腔，用左手固定穿刺针，缓慢抽取积液。

（二）消化液采集术

1. 唾液的采集

采集唾液时，一般先采用刺激法，通过食物的颜色、气味等刺激动物的视觉、嗅觉而致动物消化液分泌增加。采集大动物唾液时，可通过手术放置聚乙烯管于舌下唾液腺开口处。唾液腺有3对，包括腮腺、颌下腺和舌下腺，各腺开口位置各不相同（图6-17）。

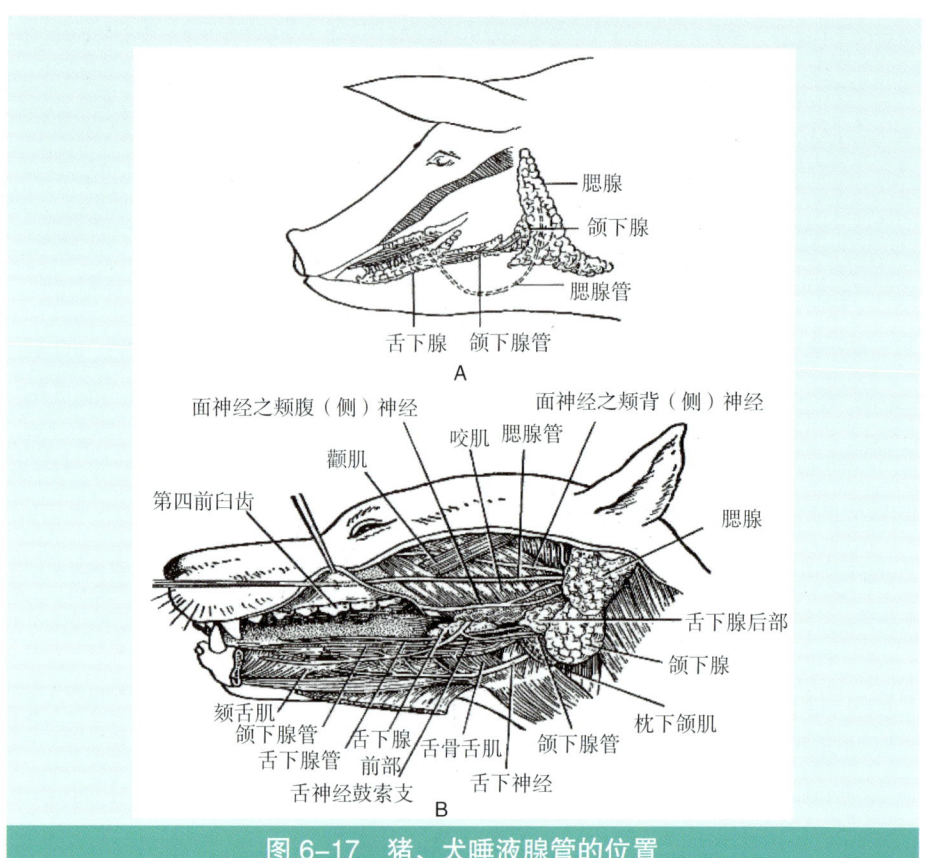

图6-17 猪、犬唾液腺管的位置

（注：引自《动物局部解剖学》）

2. 胃液的采集

如仅需采集少量胃液时,可用灌胃针插入胃内抽取。以小鼠为例,操作时,左手固定小鼠,腹部向上。右手持灌胃器,沿体壁用灌胃针测量口角至最后肋骨之间的长度,作为插入灌胃针的深度。经口角将灌胃针插入口腔,与食管成一条直线,再将灌胃针沿上颚壁缓慢插入食管 2~3 cm,通过食管的膈肌部位时略有抵抗感。如动物安静呼吸无异常,即可抽取胃液(图 6-18)。如抽取时感觉阻力很大应抽出灌胃针重新插入。用灌胃针抽取胃液时应注意以下几点:①动物要固定好;②头部和颈部保持平展;③进针方向正确,一定要沿着口角进针,再顺着食管方向插入胃内;④绝不可进针不顺畅就硬向里插。

慢性试验中,需大量、连续采集胃液时,可先手术装置瘘管,然后通过刺激方法采集胃液。

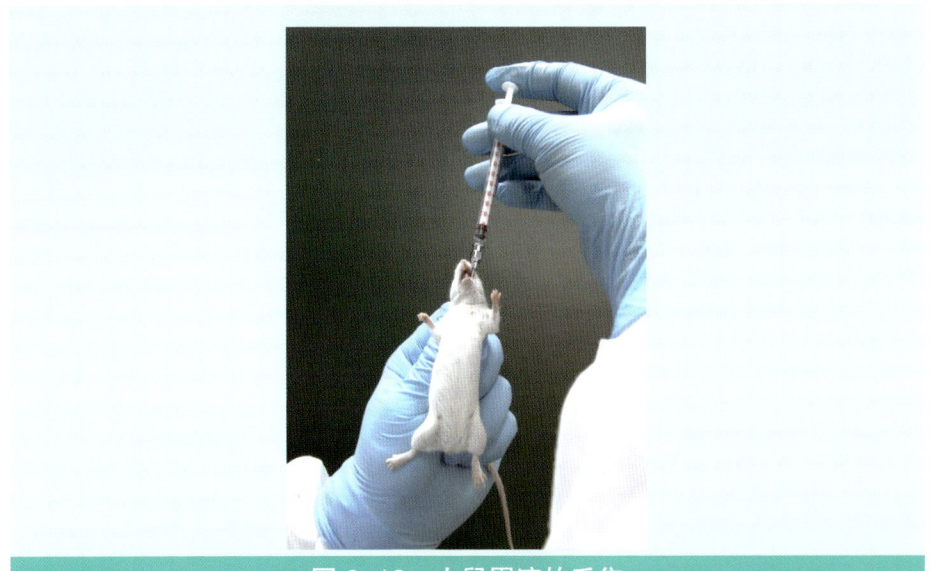

图 6-18 小鼠胃液的采集

3. 胆汁的采集

一般行手术采集胆汁。以大鼠为例，手术前禁食16～18 h，饮2.5%葡萄糖盐水。将动物腹腔麻醉后，使其仰卧于实验台上，从背至腹中线去毛、消毒。自剑突下沿腹中线做3～5 cm的切口，或自背沿末肋切4～6 cm长的切口，钝性分离肌肉。切开腹膜，暴露腹腔，将肝脏向上翻起。在门静脉一侧，找出肝、肝总管。大鼠没有胆囊，几支肝管汇集成肝总管，肝总管和胰管一起汇成胆总管，开口于十二指肠。分离出胆总管，在胆总管靠近十二指肠的膨大后端剪开小切口，用剪成斜面的聚乙烯管尖端由此插入，一直向上插入至肝总管后，结扎固定，即可收集胆汁。初次操作者需注意，若插管前端插在胆总管处，收集到的将是胆汁和胰液的混合液。为准确起见，可在肝总管处剪切口插入（图6-19）。

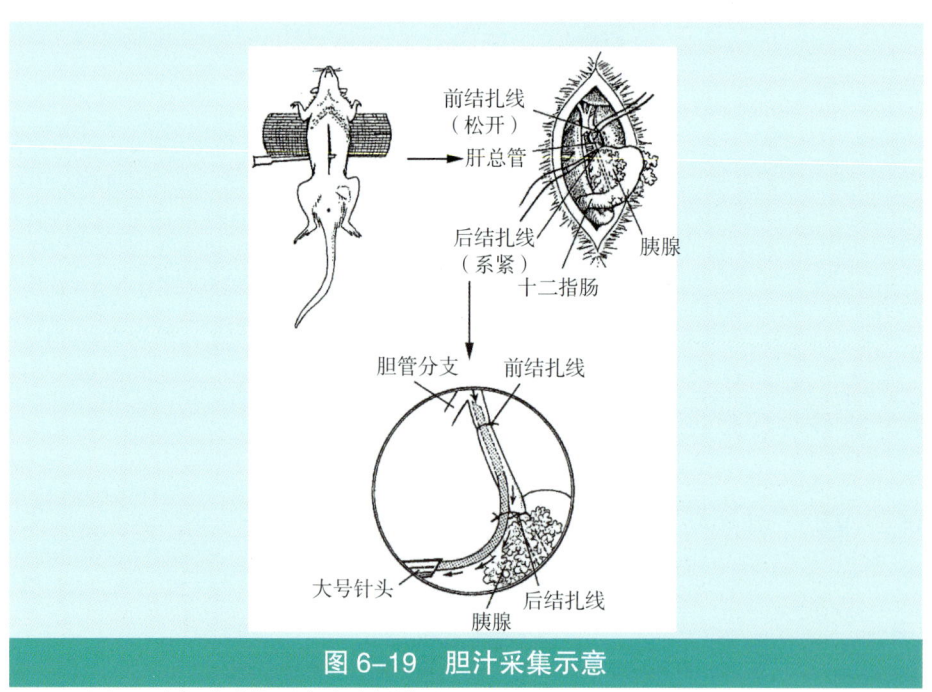

图6-19　胆汁采集示意

（注：引自《动物局部解剖学》）

4. 胰液的采集

因胰液的基础分泌量少或无，故一般采取手术插管后再注入 0.5% 盐酸溶液或粗制促胰液素以促进胰液分泌。促胰液素的粗制方法如下：在刚死亡的动物身上，从十二指肠首端开始向下取约 7 cm 长的小肠，将小肠冲洗干净，纵向剪开，用刀柄刮取全部黏膜放入研钵，加入 10～15 mL 0.5% 盐酸研磨后，将得到的稀浆倒入烧杯中，再加入 0.5% 盐酸 100～150 mL，煮沸 10～15 min，然后用 10%～20% NaOH 趁热中和（用石蕊试纸检查）至中性，趁热过滤，即可得到粗制促胰液素溶液。将其置于低温保存。

（1）犬胰液的收集　按每千克体重 30 mg 剂量静脉注射 3% 戊巴比妥钠麻醉动物，背位固定于手术台上。切开颈部并进行气管插管，于剑突下沿正中线切开腹壁 10 cm。暴露腹腔，从十二指肠末端找到胰尾，沿胰尾向上将附着于十二指肠的胰腺组织用盐水纱布轻轻剥离，在尾部向上 2～3 cm 处可找到一白色小管，其从胰腺穿入十二指肠，此为胰主导管。待认定胰主导管后，分离胰主导管并在下方穿线，在尽量靠近十二指肠处切开，插入胰管插管并结扎固定。最后做股静脉插管，以便输液与静脉给药用，同时分别在十二指肠上端与空肠上端各穿一粗棉线并扎紧，而后向十二指肠腔内注入 37 ℃的 0.5% 盐酸 25～40 mL，或股静脉注射粗制促胰液素 5～10 mL。然后收集胰液。

（2）大鼠胰液的收集　麻醉大鼠，在固定板上仰卧位固定。在胆总管和十二指肠交界处，用眼科弯镊分离出胆总管，注意不要弄破周围的小血管，并避免用手刺激胰腺组织，以免影响胰液的分泌。分离完毕，从胆总管下穿两根 1-0 线，靠肠管的一根结扎，作为牵引线。用眼科剪在胆总管壁剪一小斜口,将制作好的胰液收集管插入小口内。插进后,可见黄色胆汁和胰液混合液流出。结扎并固定,此管供收集胰液用。然后顺着胆总管向上可找到肝总管,结扎肝总管。此时,在胰液收集管内可见白色胰液流出。胰液收集管后端可再接内径2 mm的硅胶管,引出。胰液收集管可选用聚乙烯塑料软管。

(三)尿液采集术

1. 代谢笼法

此法简单易行。将动物放在特制的笼内饲养,动物排泄时,可通过笼子底部的大小便分离漏斗,将尿液与粪便分开,从而达到采集尿液的目的。代谢笼如图6-20所示。

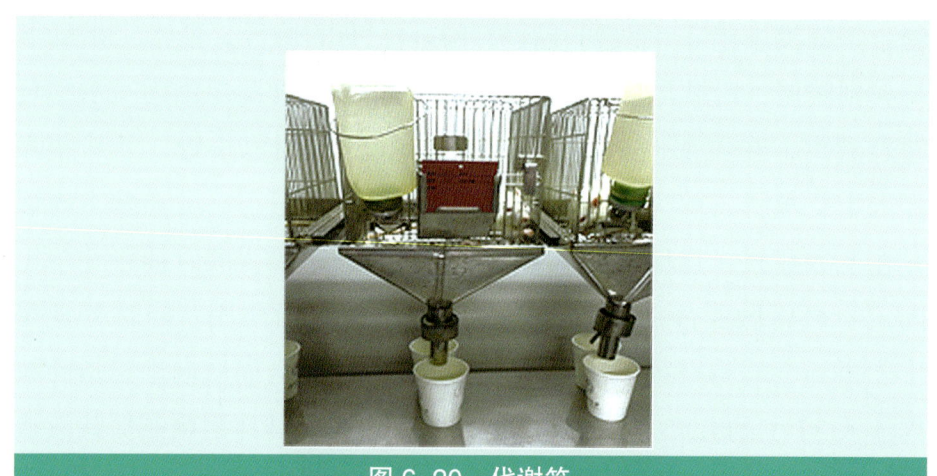

图6-20 代谢笼

2. 输尿管插管法

在动物输尿管内插一根塑料套管收集尿液。此法适用于兔、猫、犬等。

（1）兔输尿管插管　输尿管插管常用于一侧肾脏功能研究时分侧收集尿液。操作方法如下：麻醉动物，背位固定在实验台上，于耻骨联合上缘向上沿正中线做约 4 cm 长切口，再沿腹白线剪开腹壁寻找膀胱，将其翻出腹外，在膀胱底两侧找到输尿管。在输尿管靠近膀胱处，用细线扣一松结，以玻璃分针或有钩小镊提起输尿管管壁，于输尿管上剪一小口。从小口向肾脏方向插入一根适当大小的细塑料导管，并将松结打紧以固定插管，这时可见尿液慢慢由导管流出。

（2）犬输尿管插管　将犬麻醉后，手术方法暴露双侧输尿管，在固定扎点约 2 cm 处的输尿管近肾段下方分别穿一根丝线，用眼科剪在管壁上剪一斜向肾侧的小切口，分别插入充满生理盐水的细塑料管（插入端剪成斜面），用留滞的线结扎固定，可见尿滴从插管中流出（头几滴是生理盐水），塑料管的另一端与带刻度的容器相连或接在记滴器上，以便记录尿量。在实验过程中应经常活动一下输尿管插管以防阻塞。在动物切口和膀胱处应以温湿的生理盐水纱布覆盖。

3. 导尿法

用导尿法可以采集到没有污染的尿液。如果严格执行无菌操作，可以收集到无菌尿液。雌雄实验动物在进行尿道插管采集尿液时的方法和技巧不同。下面分别进行介绍。

（1）雄犬尿液的收集　取一根内径 0.1～0.2 cm，外径 0.15～0.2 cm，长约 30 cm 较硬的塑料管，头端圆滑，尾端插一个注射用针头接尿液。先以液状石蜡润滑导尿管滑头端，然后由尿道口徐徐插入，一般均无阻力。插入深度为 22～26 cm，可根据动物大小而定，一般中等体型犬插入 24 cm 合适。当导尿管插入膀胱时，尿液可立即从管中流出，证明插入正确。然后再进入少许即可用胶布固定导尿管，或在尿道开口处缝一针，结扎固定导尿管，不致滑脱。将导尿管固定好，并把导尿管尾端放入刻度细口瓶内，收集尿液。若实验需长时间反复取样，为避免尿液标本污染和实验犬尿道逆行感染，导尿管末端应按无菌技术要求保护，不开放时应用无菌敷料包扎夹闭。

（2）雌犬尿液的收集　取一根小号金属导尿管，内径 0.25～0.30 cm，长约 27 cm，插入前头端先用液状石蜡润滑，用组织钳将犬外阴部皮肤提起，再用一把小号自动牵开器将阴道扩开，即可见到尿道口。将导尿管由尿道口轻轻插入，深度为 10～12 cm，即可插入膀胱，并可见到尿液从导尿管流出。在外阴部皮肤缝一针，将导尿管固定好。在固定导尿管时，可先用血管钳将导尿管夹闭，不使尿液外流，待缝扎固定好后再放开导尿管收集尿液或排空尿液。由导尿管尾端接一根细胶皮管通入玻璃量器内，收集尿液并记录尿量。

（3）雄兔尿液的收集　一般用 2 kg 以上雄兔，按 30～60 mL/kg 给兔灌水，1 h 后用 25% 乌拉坦溶液 4 mL/kg 耳缘静脉注射麻醉，将兔固定于兔台上，由耳缘静脉以输液泵（2 mL/min）注入 5% 葡萄糖盐水，由尿道插入导尿管（顶端涂抹液状石蜡），并压迫下腹部排空膀胱，然后收集正常尿，给药后再收集尿液。在收集尿液期间应经常转动导尿管。

4. 压迫膀胱法

在有些动物实验中，常为了某种实验目的，要求间隔一定的时间收集一次尿液，以观察药物的排泄情况。动物轻度麻醉后，实验人员用手在动物后腹部加压，手要轻柔有力。当加的压力足以使动物膀胱括约肌松弛时，尿液就会自动由尿道流出（图6-21）。此法适合于兔、犬、猫等中等以上体型动物。

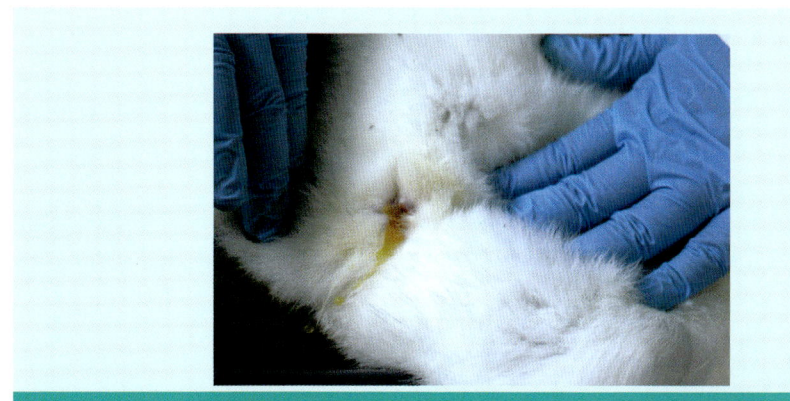

图 6-21　压迫膀胱取尿

5. 膀胱插管法

此法一般用于犬等体型较大的动物。麻醉，背位固定于手术台上，在下腹部做长 6～8 cm 的手术切口，从切口处取出膀胱。用粗线在膀胱体部的前壁穿过肌肉层做一椭圆形荷包口缝合。在荷包缝线下面用手夹住膀胱体部，顺着荷包口缝线的长轴切开膀胱，两端保留长 3～4 mm 的边缘。用小钩钩住切口的两端，将金属套管插入膀胱，套管底部边缘要向下翻成杯状，以免当膀胱缩小时损伤膀胱壁。随后把荷包口缝线结扎紧，将套管固定在腹壁切口上，同时缝合腹壁切口。平时用套管塞塞住瘘管口，实验时将其打开，用橡皮带将一漏斗绑到膀胱瘘管上，漏斗下面放小瓶收集尿液。

6. 膀胱穿刺法

此法具有快速、方便和对尿道损伤小等优点。以犬为例，操作方法如下：麻醉，背位固定，剃去下腹部正中线区域被毛，在准备穿刺点耻骨联合上方消毒后，用左手触摸并固定膀胱，右手持事先准备好的带有 10 cm 长粗针头的 5 mL 注射器，在耻骨联合上 18 cm 或接近包皮 3 cm 处沿腹中线经皮刺入，入皮后针头应稍改变一下角度，以免穿刺后漏尿。刺入时慢慢深入，边进边抽吸，以抽出尿液为度。如一次抽不出尿液，需拔出针头重新穿刺。抽到尿液后用左手固定针头，取下针筒，再选用 5 号儿童导胃管经针头管道插入膀胱内，直到尿液从导管流出。然后轻轻拔出针头，留置导管，用缝针法固定导管。在导尿管尾端加一静脉滴注夹，可以定时控制尿液的收集和排放。

（四）精液采集术

对不同实验动物，采集精液的方法各异。兔、犬、猪、羊等体型较大实验动物的精液采集常用假阴道诱精法。对于小动物来说，则可收集雌雄交配后 4～24 h 内雌性动物生殖道内的阴道栓，涂片染色观察凝固的精液。

1. 假阴道法

适用于兔、羊、犬、猪等动物的实验。以兔为例，首先使假阴道内的温度和压力达到采精要求，并在假阴道开口端涂润滑剂（如凡士林、无菌生理盐水或精液稀释液）。再选用健康母兔，放入公兔笼内，让公兔爬跨母兔。也可将处理过的兔皮扎在持假阴道的手臂上或用假台兔代替活的母兔。采精者一只手抓住母兔双耳和颈皮，将母兔固定好，另一只手持假阴道伸入母兔腹下，假阴道开口端紧贴于母兔阴户，并适时调整其位置和角度。当雄兔接受足够刺激时，随后马上将人工阴道套入雄兔阴茎上，使雄兔射精于人工阴道内。当公兔发出"咕咕"叫声时即表明射精完毕。射精后抬高假阴道开口端，取出集精器。

2. 电刺激采精法

此法使用范围较广，既可用于兔、鸡等，也可用于金黄地鼠、小鼠、大鼠、豚鼠等动物，但需要电刺激采精器。采精时，让雄性动物站立或侧卧固定，剪去包皮周围的被毛，用生理盐水冲洗并拭干。将电极棒插入动物直肠深达靠近输精管壶腹部的直肠底壁。然后调节控制器，选择好频率，开通电源，调节电压由低到高，直至雄性动物阴茎勃起射精。如兔适用频率为 15~20 Hz，电压为 3V、6V、9V 或 12V，电流为 100 mA，通电时间 3~5 s，间隔 5~10 s；鸡适用频率为 20~50 Hz，电压为 0~20 V。

3. 徒手法

此法适用于犬和家畜。以鸡为例，先剪去公鸡泄殖腔周围羽毛，再用酒精消毒，干后采精。用右手中指和无名指夹着采精器，左手沿公鸡背鞍部向尾羽方向抚摸数次，左手顺势翻转手掌，将尾羽翻向背侧，并以拇指与食指跨在泄殖腔两侧上，右手拇指与食指跨在泄殖腔两下侧腹部柔软部，抖动触摸此处，然后迅速轻轻地用力向上挤压泄殖腔。重复此动作，直至精液流出体外。用右手持采精器收集精液。

4. 子宫内回收法

让雌雄动物自然交配，然后从交配后的雌性生殖道内回收精液。如在山羊交配后 4~8 h，将母羊固定，全身麻醉（也可局部麻醉），下腹正中切口，将生殖器官（包括子宫、输卵管、卵巢）牵引至切口，先用尖端钝的针在子宫角上开孔，插入聚乙烯管（由输卵管伞部插入），准备好接收冲洗液的试管，用注射器由子宫体部注入 5~10 mL

预先加温至 37～38 ℃的冲洗液至子宫内，回收子宫内的精子。

5. 附睾内采精法

由于附睾内贮存大量精子，故可从性成熟雄性动物附睾中直接采集精液。以小鼠为例，把性成熟的雄性小鼠用颈椎脱臼法处死，立即摘出睾丸和附睾，在灭菌滤纸上除去血液和脂肪组织，然后用前端尖锐的剪刀剪开附睾尾，取出精子团。注意，整个附睾中，只有附睾尾中才有成熟的精子，故欲采集成熟精子，必须从附睾尾采集。

（五）乳汁采集术

按摩挤奶法适合犬、猪、羊等体型较大动物乳汁的采集。选用哺乳期的实验动物，在早上采集乳汁量最多，用手指轻轻按摩实验动物乳头，使乳汁自然流出，如乳汁不能自然流出，可张开手掌从乳房基底部朝乳头方向按摩、挤压整个乳房，即可挤出乳汁。采集泌乳期雌性动物乳汁也可用相应的挤奶器，安上挤奶器一般几分钟乳汁就可流出，但挤奶前 4 h 应将幼仔和母体分开。当动物感到不安时，应立即停止挤奶。一般大鼠泌乳 7 天后，每天每次可挤出乳汁 3～7 mL。

（六）粪便采集术

粪便标本的采取直接影响检查结果的可靠程度，采集粪便标本的方法，因检查目的的不同而有差别。通常是采集自然排出的粪便。常规检查要求收集足量的标本，以便复查及防止粪便迅速干燥。采取时应选择脓液、血液、黏液等病变成分，收集于干燥、清洁、无吸水性的有盖容器内送检。标本容器最好用内层涂蜡的硬纸盒，便于检查后焚毁。也可用玻璃或搪瓷器皿，便于浸泡消毒。粪便采集时应注意不得混有尿液。为确保所采集粪样能代表粪便真实成分，对于大鼠、小鼠、豚鼠等小动物，可用肛拭子采集粪便：将灭菌棉签用灭菌生理盐水或培养液稍稍浸湿后，轻轻插入动物肛门深处，缓缓转后取出，棉签上即沾有粪样。对于犬、羊、猪等大动物，可在其粪便刚刚排出时，取粪便中段内部粪样（图6-22）。

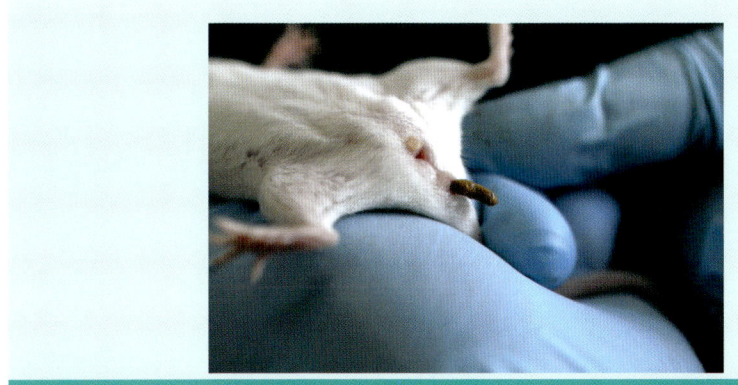

图6-22　小鼠粪便采集

（王迎　彭博雅）

第七章
术前准备方法

一、健康检查的要求

一般来说，应提前3天将准备手术的动物放在单独的饲养笼内饲养，使其适应新环境，并进一步观察其精神状态。

为避免麻醉和手术过程中发生呕吐，大动物如猫、犬、猪，以及非人灵长类动物等，术前8～24h应禁食，术前6h应禁水。啮齿类动物和兔因无呕吐反应，术前无须禁食、禁水，但若需施行胃肠道手术，为提高手术质量，术前应禁食24h。草食动物，特别是反刍动物术前应予以禁食24～36h，术前6h禁水。这除了预防术中呕吐外，还可避免因术中和术后盲肠或胃内食物发酵而产生大量气体，导致动物胀气、窒息。对于时间较长和创伤较大的手术，在禁食后和禁水前可供给一定量的5%葡萄糖和0.3%～0.5%氯化钠溶液饮用，以补充能量。

术前应对动物做全面检查，包括全身的一般观察、体温检查、脉搏和呼吸检查等。对于身体衰弱的动物，或有局部化脓灶时，在非急诊手术的情况下，应先采取措施，增强机体抵抗力，消除局部感染后，再施行手术。

凡经术前检查确定实施手术治疗的动物，要进行反复清扫、刷拭，去掉脱落的被毛和其他污物,以减少污染切口的机会。

二、动物脱毛的要求

对手术区应先剪毛,而后剃毛或用脱毛剂脱毛。剃毛或脱毛的范围,可根据手术的大小、难易程度考虑,一般均应超出切口范围 10～20 cm。

常用的脱毛化学药品有硫化钠(Na_2S)、硫化钙(CaS)、硫化锶(SrS)、硫化钡(BaS)、三硫化二砷(As_2S_3)等。常用的脱毛剂配制处方如下。

(1)硫化钠 3 份,洗衣粉 1 份,淀粉 7 份加水混合,调成糊状。

(2)硫化钠 8 g 溶于 100 mL 水中,配成 8% 硫化钠水溶液。

(3)硫化钡 50 g,氧化锌 25 g,淀粉 25 g,加水调成糊状。

(4)生石灰 6 份,雄黄 1 份,加水调成糊状。

脱毛时可采取以上处方之一。对于大动物应先剪毛,之后用棉球沾上脱毛剂涂成薄层,经 2～3 min 即可用温水洗去脱下的被毛。对于小动物可不剪毛,用棉球沾上脱毛剂直接涂于术野,经 1～2 min 后即可用温水洗去脱下的被毛。

如果只是进行剃毛,则可用电动剃毛器操作。动物剪毛后用棉球沾上软皂液将其剩余的靠近体表的被毛打湿,用剃毛刀片进行剃毛。

对臀部、泌尿生殖器及其邻近部位进行手术时,除上述清洗、剪毛、剃毛等准备外,术前还应进行灌肠和导尿,以避免术中污染手术切口。

三、术部消毒的要求

（一）注射及穿刺术部的消毒

通常按照剪毛→70% 酒精脱脂→5% 碘酊涂擦→70% 酒精脱碘的顺序进行消毒。

（二）术区的消毒

目前临床上常用下列方法进行术区消毒，术者可根据需要任选一种。

（1）5% 碘酊两次涂擦术区消毒法 剃毛（或脱毛剂脱毛）→1%～2% 甲酚皂溶液洗刷术部及其周围皮肤→纱布擦干→涂擦 70% 酒精脱脂→第一次涂 5% 碘酊→局部麻醉→第二次涂 5% 碘酊→术部隔离→涂擦 70% 酒精脱碘→手术。

（2）新洁尔灭或氯己定消毒法 剃毛（或脱毛）→温水洗刷→纱布擦干→用 0.5% 新洁尔灭或氯己定涂擦两次即可。

上述术区消毒，均应从术区中心开始逐渐向周围涂擦，但在感染创或肛门等处手术时，则应自清洁的周围开始，再涂擦到感染创或肛门处（图 7-1）。

对小动物或皮肤薄嫩的部位，可用 2%～3% 碘酊消毒，此外，也可用 0.1% 新洁尔灭溶液等。

口腔、直肠、阴道黏膜等都不能耐受碘酊的刺激，因此，消毒时宜选用其他刺激性小的化学消毒剂，如 0.1% 高锰酸钾溶液、2% 氯胺溶液、0.1% 依沙吖啶溶液、0.1% 新洁尔溶液或氯己定溶液等。

眼结膜的消毒，现在临床多用聚维酮碘，也可用 3%～4% 硼酸溶液或 2% 蛋白银溶液等。

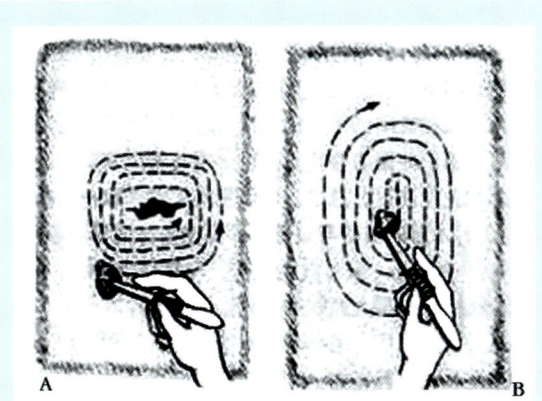

A—感染创口的皮肤消毒方法；B—清洁手术的皮肤消毒方法。

图 7-1　术部皮肤的消毒

（注：引自《兽医外科手术学》）

（蒋辉　朱力鸣）

第八章 实验动物的安死术

一、安死术的概念

安死术,亦称安乐死,动物安死术是指动物在无疼痛下死亡的手段,是以人道的方法处死动物的过程。严格来说,安死术除了不造成动物疼痛之外,也应该快速而且不使动物在整个过程当中感到恐惧。人类是高等动物,会因遭遇、直觉预见自己的死亡,从而感到惊吓或恐惧,动物则不然,但是较高等的动物对于手术(实验)者粗暴的态度或是不良环境的"暗示",仍能预期即将发生的死亡。所以如要使动物在死亡时得到安乐感受,应尽量避免动物在死前有痛苦及恐惧感。

现今科学实验应尽量避免杀死动物。死是一种终结,一种不可恢复的伤害,死亡绝非任何动物所愿意面临,但是为了科学发展、人类医学的进步及其他一些不得已的情况,牺牲动物在所难免。为了尊重动物对人类科学进步所做出的贡献,应以安死术的方式使动物死亡。一般来说,安死术应符合以下标准:

(1)使动物无疼痛、窘迫、焦虑、不安地失去知觉至死亡。

(2)尽快使动物失去知觉直至死亡。

(3)方法可靠且可重复。

(4)保证操作人员的安全。

（5）对操作和观察人员的情绪影响较小。

（6）对环境的冲击性、污染性较小。

（7）品种、年龄、健康状况应与实验要求相适应。

（8）设备简单，操作方便。

（9）处理价格较低，可利用性较好。

动物在面对有害的刺激时，会产生一些特定的行为或生理反应，如悲鸣、挣扎、逃跑、攻击、流口水、排尿排粪、喷出肛门腺、释放外激素（pheromones）、瞳孔放大、心跳加速、流汗，以及肌肉僵硬或痉挛等。这些行为表现、声音或排放的气味，会造成其他动物的不安。所以，除了考虑安死术的质量外，也不应让动物看到同种动物的死亡过程，同时安死术的操作区域也应保持清洁、安静。

此外，安死术还应考虑相关法律、法规，应尽量符合相关法律的要求。美国、加拿大、日本及中国台湾等国家和地区均有一系列安死术的相关规定，对安死术方法和药物有十分详细的规定。

二、常见的安死术方法

安死术的方法有很多，根据处死手段的性质，常分为物理学方法、注射过量麻醉药物法和吸入过量麻醉气体法三大类型，在可采用的安死术方法中，又分为可接受的安死术方法和条件性接受安死术方法。可接受的安死术是指通过单一方法即可保障人道地实施动物安死术，通常为动物的首选安死术。条件性接受安死术是指需要在满足一定的前提条件下，才能够有效地实施动物安死术。

（一）物理学方法

安死术的物理方法包括系簧枪、射击、颈椎脱臼、断头、电击、高能微波辐射、放血、溺水、击晕和脑脊髓刺毁。由技术熟练的人员正确操作且器械维护良好时，物理安死术的方法比其他安死术的方法造成的恐惧和焦虑小，并且更快速、无痛、人道和实用。放血、击晕和脑脊髓刺毁法不可单独作为安死术方法，需辅助其他药剂或方法。

1. 击昏法

适当的局部撞击或电击头部可使动物丧失知觉，随后可使用放血等方式使动物死亡。但若施行不当，会造成疼痛及仅部分知觉丧失，是极不人道的方法。此法多用于小型脊椎动物、大型农场动物。多数两栖类、鱼类和爬行动物也可采用简单的猛击头后部而处死的方法。

2. 颈椎脱臼法和断颈法

仅可用于小鼠。如无特殊实验需求，动物在颈椎脱臼前应先给予镇定或吸入二氧化碳，以放松动物的紧张情绪。操作时，先将动物平放在粗糙界面上，用拇指食指压住头颈部，用另一只手抓住尾根部，迅速用力向后上方拉扯后躯，使颈椎脱离头颅（图8-1）。对于体重较大的啮齿类动物如大鼠甚至体型更大的其他物种动物，用手操作往往不能使动物快速死亡，反而增加动物痛苦程度，故不推荐使用。尚未离乳的小鼠，因体型太小，不便于使用脱臼法，且因其对缺氧的耐受能力强，不适宜使用注射法或吸入二氧化碳麻醉处死法，可利用断颈台砍断其头颈部。断颈法因为在视觉上有些残忍，最好在其他方法均不适用或不可取时使用。用此法处死动物后可立即从心脏采血，不会造成化学物污染，快速且费用低。

3. 枪击法

适合大型动物使用。可用步枪或手枪，子弹打入脑部，造成其立即失去知觉。该方法处死动物迅速，尤其是在野外或对患狂犬病动物实施安死术时是唯一的方法。但枪支在我国受到管制，此法一般较难实施。

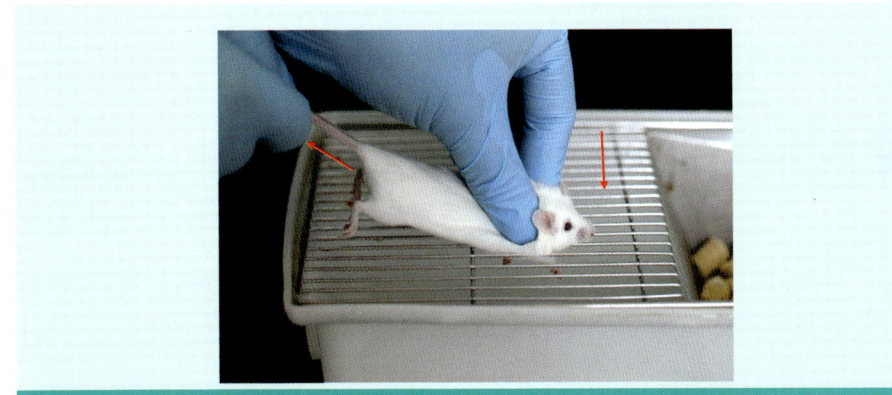

图 8-1　小鼠颈椎脱臼安死术

（二）注射过量麻醉药物法

注射安死术药物是实施安死术最快速可靠的方法之一，通常情况下，该方法不会造成动物恐惧或痛苦。给动物注射适宜的安死术药物会使动物在心跳和（或）呼吸功能停止之前平稳地失去意识，将动物的疼痛与痛苦降至最低。注射安死术药物的途径包括静脉注射、腹腔注射、肌内注射、心内注射、皮下注射等，其中，静脉注射最为迅速可靠。肛门及腹腔注射投药因其效果缓慢，致死量不稳定，且有刺激组织可能会造成疼痛感觉，故一般不推荐使用，但体型极小的动物，可采用腹腔注射。心内注射不当会导致动物极度痛苦，所以不予推荐，但在动物昏迷或麻醉状态下可以使用。另外，胸腔及肺脏注射并不可靠，且会引起痛苦，应该尽量避免。

（三）吸入过量麻醉气体法

通常用吸入麻醉机或可透视的密闭容器对体重小于 7 kg 的小型哺乳动物与鸟类实施安死术。由于幼龄动物对缺氧状态耐受性高，吸入药剂的时间需延长 3～5 倍，也可配合其他方法共同进行。常见的吸入麻醉剂有氮气、一氧化碳、二氧化碳等。

1. 二氧化碳（CO_2）

此法需要一个特定装置——CO_2 吸入室（图 8-2）。将动物放入密闭空间通入 CO_2，吸入 60% 的二氧化碳后动物会在 45 s 内失去知觉，大多用于小动物。但需注意 CO_2 与氧气混合以免动物在丧失意识前因缺氧而不适。如用在新生动物身上，浓度需要增高。该方法优点是能让动物迅速镇定并致死，可以钢瓶或固态"干冰"的方式购买，价格便宜，不燃，无爆炸性，对人员影响小。其缺点是，对于鼠来说，浓度过高（超过 70%），或未混合适当比例的氧气，仍会造成动物的痛苦。而浓度过低（小于 50%），则会延长死亡时间，并出现肺脏出血及病理变化。另外，因 CO_2 比空气重，故气体在密

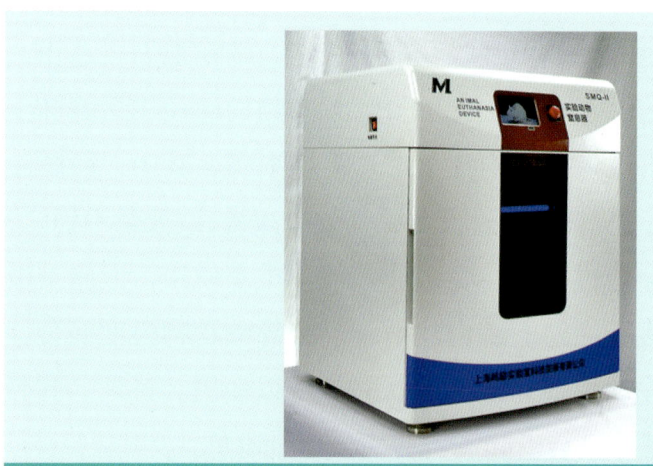

图 8-2　CO_2 安死术装置

闭室中必须充至相当的浓度。

2. 氮气（N_2）

将动物置于容器中，并迅速充满氮气，使动物因缺氧而致死，须确定氧的浓度在 1.5% 以下。虽然动物在失去知觉前均有换气过度的现象，但一般认为是没有痛苦的。新生的动物因对缺氧耐受性较强而可存活较长时间。该方法优点是气体本身便宜，见效迅速、可靠，且对人的伤害小；其缺点是幼龄动物（4月龄以下）因需花较多时间，故不适用该方法。动物失去知觉后可能有令人不安的挣扎动作。在濒死前即使只给相当少量的氧也会造成迅速的苏醒。因需在短时间内达到高浓度，故机器的构造功能相当重要。

3. 一氧化碳（CO）

与血红素结合使红细胞失去携氧能力，动物因缺氧而死亡。因为 CO 会刺激脑运动中枢，失去意识时会伴有抽搐及肌肉痉挛，这些令人不悦的动作可用镇静剂来减轻。因其毒性高且无色无味，良好的排气设施是必要的。对猫狗来说，6% 的浓度效果最快，但浓度须在 20 min 内达到，且室温须在 41.3 ℃ 以下。优点是快速且无痛，动物完全无痛苦。但施行时须小心工作人员暴露在危险中。

许多动物对各种安死术的方式有不同的反应与效果，如某些爬虫类可以闭气极长的时间，使得气体的安死术相当困难。有时因为操作失当（如注射部位不正确），即使使用最理想的安死术药物，也一样会使动物感受到极大痛苦，所以除了选用适当的药剂及方法外，动物的安死术应由受过系统训练、技术熟练的人员以专业手法及仁慈的心态来负责执行，以期让动物承受最少的痛苦和惊恐。

对于部分实验人员、动物医师及研究人员而言，对动物施行安死术，可能会造成其心理上的困扰，尤其当某些人必须经常性地执行此项工作时。主管人员应事前考虑潜在的问题，而对工作性质加以适当轮调或调整。

动物死亡后应判定生命迹象已完全消失，较难判定的爬行类或两栖类动物，可寻求专业人员协助，再以适当的方式处理尸体，动物的尸体不宜以一般垃圾的方式处理。

表8-1至表8-3列出了我国台湾地区规定的常见动物安死术的选用方法。

表8-1　常用脊椎动物安死术方式

安死术	体重小于125 g啮齿动物	体重125～1000 g啮齿动物/兔	体重1～5 kg啮齿动物/兔	狗	猫	非人灵长类	反刍动物、马、猪
二氧化碳	○	○	○	×	×	×	×
巴比妥类注射液，静脉注射（麻醉剂量的3倍剂量）	○	○	○	○	○	○	○
巴比妥类注射液，腹腔注射（麻醉剂量的3倍剂量）	○	○	○	×	○	×	○
先麻醉，之后采血（放血）致死	○	○	○	○	○	○	○
先麻醉，之后静脉注射KCl（1～2 mg/kg）	○	○	○	○	○	○	○
先麻醉，之后断头	○	○	△	×	×	×	×
先麻醉，之后颈椎脱臼	○	○	×	×	×	×	×

续表

安死术	体重小于125 g啮齿动物	体重125～1000 g啮齿动物/兔	体重1～5 kg啮齿动物/兔	狗	猫	非人灵长类	反刍动物、马、猪
动物清醒中直接断头	△	△	△	×	×	×	×
动物清醒中直接颈椎脱臼	△	×	×	×	×	×	×
乙醚	△	×	×	×	×	×	×
电昏后放血致死	×	×	×	×	×	×	○

说明：

① ○：建议使用的方法；×：不得使用的方法；△：一般情况不推荐使用，除非实验需要（需说明于动物实验申请表，由动物伦理委员会审核通过后方可使用）。

② 巴比妥盐类（barbiturate）注射剂属管制药品，需事先申请后购买使用。氯胺酮（ketamine）不得作为巴比妥盐的替代品用于动物安死术。

③ 初生仔鼠对二氧化碳（缺氧）耐受性高，建议行安死术时将仔鼠装入塑料袋，灌满二氧化碳，绑紧塑料袋，置入 –15 ℃冰柜内。

表 8-2　其他脊椎动物安死术方式

鱼类	巴比妥盐类注射液，静脉注射（麻醉剂量的3倍剂量） 吸入性麻醉药 二氧化碳 三卡因间氨苯酸乙酯甲磺酸盐（TMS） 2- 苯氧乙醇（MS222）（肉用鱼类不得使用 TMS 和 MS222） 盐酸苯佐卡因（Benzocaine HCl） 脊髓穿刺 断头

续表

两栖类	巴比妥盐类注射液，静脉注射（麻醉剂量的3倍剂量） 巴比妥盐类注射液，腹腔注射（麻醉剂量的3倍剂量） 吸入性麻醉药（部分两栖类会憋气，须注意） 二氧化碳 TMS MS222（肉用两栖类不得使用TMS和MS222） 盐酸苯佐卡因 脊髓穿刺 断头
爬虫类	巴比妥盐类注射液，静脉注射（麻醉剂量的3倍剂量） 巴比妥盐类注射液，腹腔注射（麻醉剂量的3倍剂量） 吸入性麻醉药（部分爬虫类会憋气，须注意） 二氧化碳 脑部近距离射击 断头
鸟类	巴比妥盐类注射液，静脉注射（麻醉剂量的3倍剂量） 巴比妥盐类注射液，腹腔注射（麻醉剂量的3倍剂量） 吸入性麻醉药 二氧化碳 麻醉后颈椎脱臼 脑部近距离射击
野生动物	巴比妥盐类注射液，静脉注射（麻醉剂量的3倍剂量） 巴比妥盐类注射液，腹腔注射（麻醉剂量的3倍剂量） 吸入性麻醉药 二氧化碳 麻醉后静脉注射KCl 脑部近距离射击

表8-3 巴比妥类安死术剂量

种别	静脉注射/（mg/kg）	腹腔注射/（mg/kg）
小鼠	150	150
大鼠	150	150

续表

种别	静脉注射/（mg/kg）	腹腔注射/（mg/kg）
兔	100	150
豚鼠	120	150
仓鼠	150	150
绵羊	90	
山羊	90	
家禽	150	150
猫	80	80
狗	80	80
猪	90	
貂类	120	120
灵长类（primate）	80	

注：一般动物以麻醉剂量的 3 倍剂量为安死术剂量。

（杜小燕　张腾）

第九章
尸体检查及脏器标本采集原则和检查方法

实验后应对动物进行尸体解剖。通过对实验动物进行病理解剖学观察，分析其死亡原因，对实验结果进行判断。动物尸检的基本原则是尽可能保持各脏器的原有状态，以便对病变情况和发病机制进行正确分析。动物尸体解剖可按以下顺序进行。

一、尸体的外部检查技术

尸体的外部检查包括品种、年龄、毛色、营养状态、皮肤、可视黏膜和尸体变化等。

（1）营养状态　可根据肌肉和皮下脂肪的蓄积、被毛的光泽及整洁程度来判断动物生前的营养状态。

（2）可视黏膜及天然孔的检查　检查眼结膜、鼻腔、口腔、肛门和生殖器等黏膜，着重注意有无贫血、瘀血、出血、黄疸、溃疡和外伤等。检查各天然孔的开闭状态，有无分泌物、排泄物及其性状等（图9-1）。

（3）皮肤及全身性水肿发生情况的检查　注意检查皮肤有无外伤、皮肤病等，皮下（尤其是腹部下）是否有水肿等。

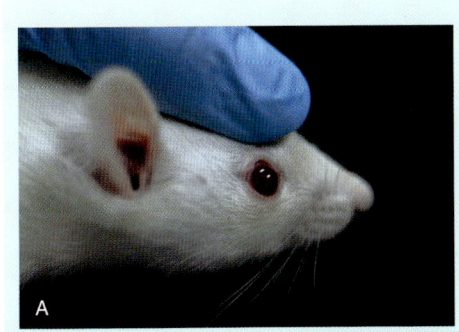
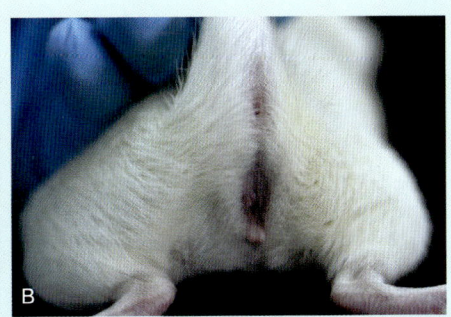

图 9-1　可视黏膜及天然孔的检查

（4）尸僵　动物死后，尸体发生僵硬的现象称为尸僵。尸僵通常于死后 1.5～6.0 h 开始发生，10～20 h 最明显。尸僵从头部开始，然后从颈部、前肢、身躯到后肢逐渐发生，检查尸僵是否发生，可根据下颌骨的可动性和四肢能否屈伸来判断。尸僵经过 24～48 h 或更长时间后开始缓解。尸僵缓解的顺序与尸僵形成的顺序相同，即先发生尸僵的肌群先缓解。尸僵的完全缓解多数情况下都发生在死后 3～7 天。

（5）尸冷　动物死亡，体内产热停止，尸体温度逐渐下降。温度下降的快慢，与外界环境的温度有密切关系。尸体的温度降到与周围环境的温度相等，就不再下降。尸冷是判断动物死亡时间的一个依据。但是，患某些传染病时，动物死亡后的一段时间内体温可能升高。例如，患破伤风的动物，死亡后尸温可升高到 42 ℃以上。

（6）尸腐　尸体经过一定时间后，由于肠内腐败菌繁殖，发生腐败分解，产生气体，故尸体的腹部膨大，肠管呈强度膨胀，血液带有泡沫，各组织器官特别是与肠管接触的器官呈污绿色，散发出恶臭气体。动物死后应尽早剖检，以免尸体腐败影响检查结果的准确性。要防止把死后的腐败变化误认为是生前的病理变化。

二、尸体内脏器官的采集技术

实验动物剖检一般取背卧位。对患有传染病的实验动物通常不剥皮。一般先切断肩胛骨内侧和髋关节周围肌肉，使四肢摊开（仅以部分皮肤与躯体相连），然后沿腹中线由剑状软骨到肛门切开腹壁，再沿左右最后肋骨切开腹壁到脊柱部。这样腹腔器官全部暴露，此时检查腹腔液的量和性状，腹膜是否光滑，有无充血、瘀血、出血、破裂脓肿、粘连、肿瘤和寄生虫，脏器的位置是否正常，肠管有无变化、是否破裂，膈的紧张程度及有无破裂，大网膜脂肪的含量等。一般先取胸腔脏器，后取腹腔脏器。

1. 胸腔脏器的采集

用镊子夹住胸骨剑状突，剪断横膈膜与胸骨的联结，然后提起胸骨，在靠近胸椎基部，剪断左右胸壁的肋骨，将整个胸壁取下。打开胸腔后，注意检查胸腔液的量和性状，胸膜的色泽，有无出血、充血或粘连等。检查心包时，注意心包的光泽度及包内的液体数量、色泽、性状及透明度（图9-2）。

（1）胸腺采出　采取胸部器官时，首先要采出胸腺，然后采出心脏和肺脏。胸腺易被破坏，应特别小心。

（2）心脏采出　在心包左侧中央做十字形切口，用无齿镊子夹住心尖，提出心脏，可沿心脏左侧的左纵沟切开左右心室，检查血液及其性状，然后用镊子轻轻牵引，切断心基部的血管，取出心脏（图9-3）。

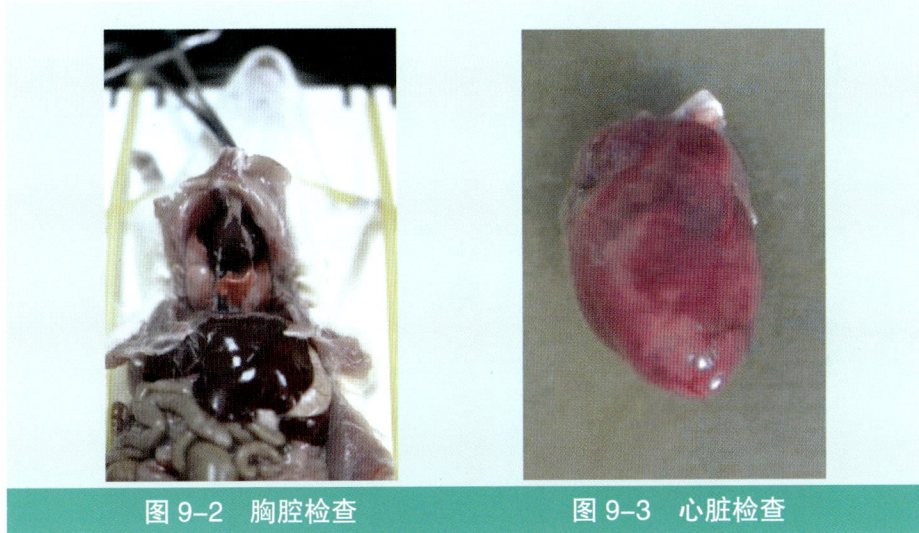

图 9-2　胸腔检查　　　　　图 9-3　心脏检查

（3）肺脏采出　用镊子夹住气管向上提起，剪断肺脏与胸膜的联结韧带，将肺脏取出（图 9-4）。

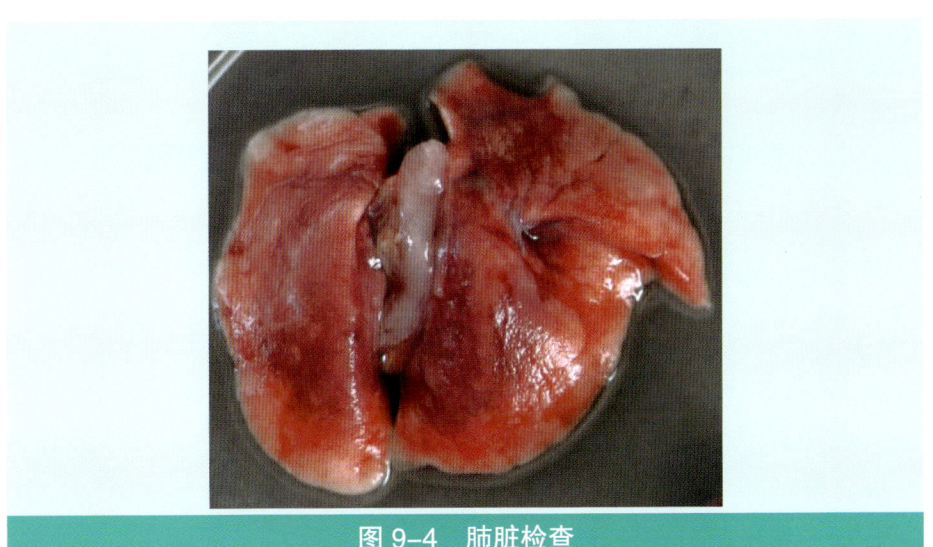

图 9-4　肺脏检查

2. 腹腔脏器的采集

可由膈肌处切断食管,由盆腔处切断直肠,将胃、肠、肝、胰、脾一起采出,分别检查。也可按脾、胰、胃、肠、肾、肝、膀胱、生殖器的顺序分别采出。

(1)脾脏采出 腹腔剖开后,在左侧很容易见到脾,一手用镊子将脾脏提起,另一手持剪刀剪断韧带,采出脾脏(图9-5)。

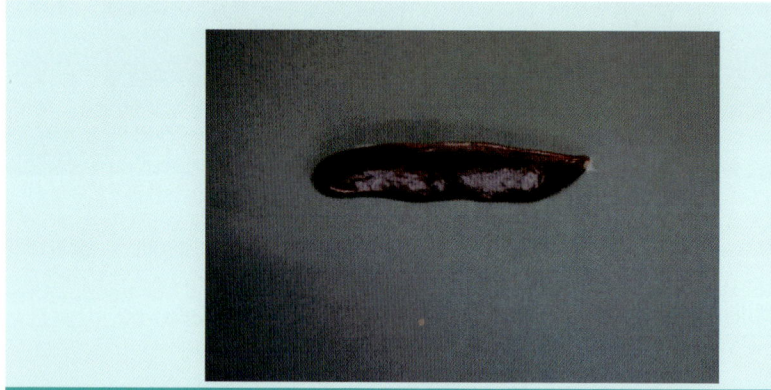

图9-5 脾脏检查

(2)胰脏采出 胰脏靠近胃大弯和十二指肠,在胰脏的周围有很多脂肪组织,胰脏与脂肪组织相似,不易区别。因此,可将胰脏连同周围的脂肪组织一同采出,浸入10%甲醛溶液中,数秒后胰脏变硬呈灰白色,因为脂肪不变色,很容易将二者区分开(图9-6)。

(3)胃肠采出 在食管与贲门部做双层结扎,中间剪断,再用镊子提起贲门部,一边牵拉,一边切断周围韧带,使胃同周围组织分离,然后按十二指肠、空肠、回肠的顺序,切断这些肠管的肠系膜根部,将胃肠从腹腔中一起采出。肠道采集过程中动作要轻柔,避免拉断肠管。

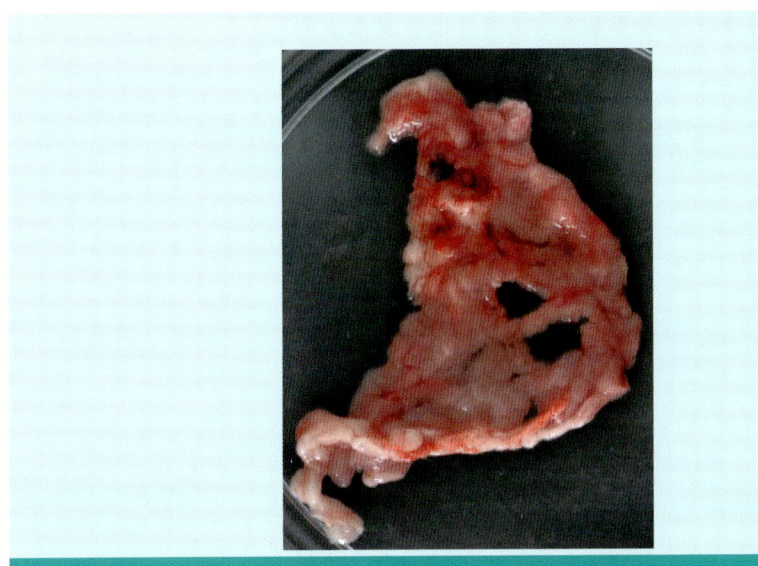

图 9-6　胰脏检查

（4）肾脏采出　用镊子剥离肾脏周围脂肪，然后将肾脏采出（图 9-7）。

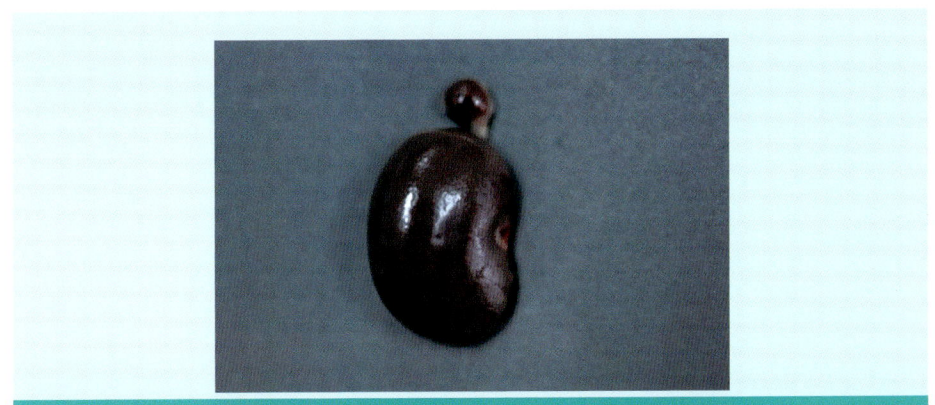

图 9-7　肾脏检查

（5）肝脏采出　用镊子夹住门静脉的根部，切断血管和韧带。

鉴于肝组织质地较脆，操作时应小心，避免损伤（图9-8）。

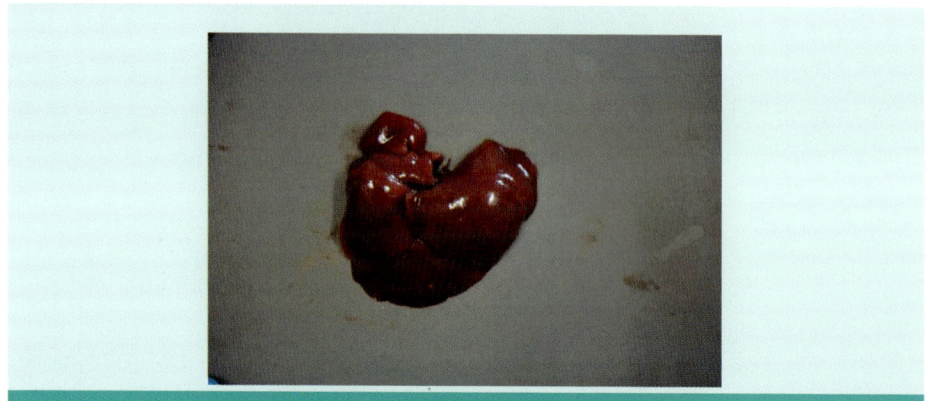

图9-8　肝脏检查

3. 雌性动物盆腔脏器的采集

先切离直肠与盆腔上壁的结缔组织，切离子宫与卵巢，再由骨盆腔下壁切离膀胱颈、阴道及生殖腺，最后将肛门、阴门做圆形切离，即可取出骨盆腔脏器（图9-9）。

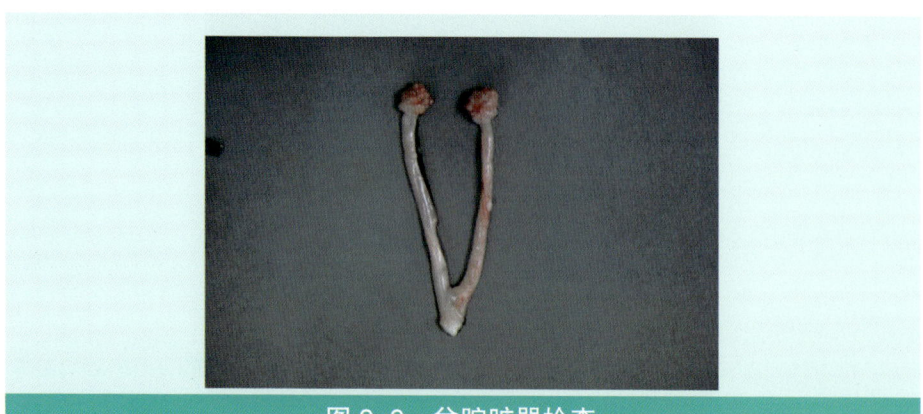

图9-9　盆腔脏器检查

4. 口腔器官的采集

剥去下颌部皮肤，颈部气管、食管及腺体便明显可见，用刀切断两下颌支内侧和舌边缘的肌肉，再用镊子夹住拉出，将咽、喉、气管、食管及周围组织切离，直至胸腔入口处一并取出。

5. 颅腔器官的采集

这一步骤一般在其他脏器采集完毕后进行。将动物俯卧，下颌和颈部放于木枕上，用刀从顶部正中线切开皮肤（沿颅顶直至鼻尖），分离皮下组织并向头两侧拉开，充分暴露头颅顶和颈部。用刀将附着在头颅和颈部脊骨上的肌肉尽量剥离干净。用骨钳将颅盖骨沿两侧剪开，在颈部脊骨用力向上撬开颅盖骨，使头盖骨与硬脑膜分开。取下颅盖后，硬脑膜已露出大部分，剪开硬脑膜，检查脑脊液数量、性状。然后将头倒立，从颈部脊骨处开始剥离脑，剪断视神经交叉，利用脑的自重连同脑垂体将整个脑取出（图9-10）。

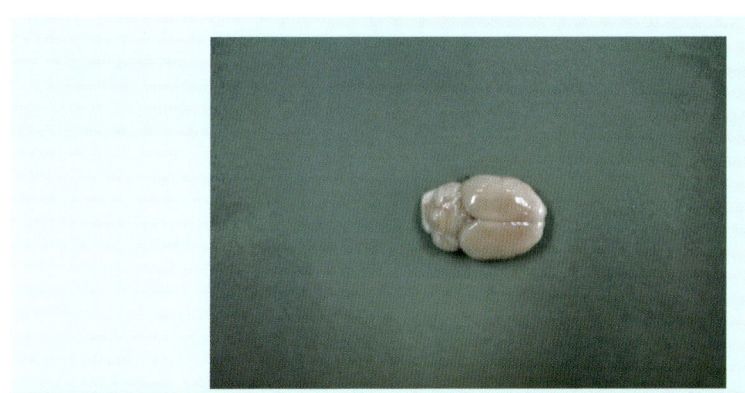

图 9-10　脑的检查

以上各体腔的打开和脏器的采出，是进行尸体系统剖检的程序。但程序的规定和选择，应服从于检查目的，视具体情况可适当改变或取舍某些剖检步骤。

三、尸体内脏脏器的检查技术

（1）胃的检查　先检查胃的大小、胃浆膜面的色泽、有无粘连和胃壁有无破裂和穿孔。生前胃破裂的特点是裂缝肿胀，附有暗红色血液凝块，腹腔内有较多胃内容物。死后胃破裂的裂缘不肿胀，无血液凝块附着，从裂口可见有较多胃内容物。然后用肠剪由贲门沿胃大弯剪至幽门，检查胃内容物的数量、性状（如含水量，有哪些饲料，异物，有无引起中毒的物质、气体、寄生虫等）。最后检查胃黏膜色泽，有无水肿、出血、炎症和溃疡等。

（2）小肠和大肠的检查　首先检查肠管浆膜的色泽，有无粘连、肿瘤、寄生虫结节，同时检查淋巴结的性状等。然后打开肠管，由小肠的十二指肠开始，沿肠系膜附着部向后剪开，各部肠管剪开时，要做好边剪开边检查肠内容物的数量、性状、气体，有无血液、异物、寄生虫等。去掉内容物后，若看不清肠黏膜的性状，可用水清洗后检查。注意观察黏膜的色泽、厚度和淋巴组织的性状及有无炎症等（图9-11）。

（3）脾脏的检查　首先检查脾脏大小、硬度、边缘的厚度，以及脾淋巴结的性状。其次检查脾脏的性状（是否肿胀、破裂等）和色泽。最后做切面检查，从脾头切至脾尾，切面要平整，检查脾髓的色泽和脾小梁的性状，并用刀背轻刮脾髓，检查出血量多少。

（4）肝脏的检查　首先检查肝脏的大小、被膜的性状、边缘的厚薄、实质的硬度和色泽，以及肝淋巴结、血管、肝管等的性状。然后切开，检查切面的出血量、色泽、肝小叶的影像，有无脓肿、变性、坏死等变化。

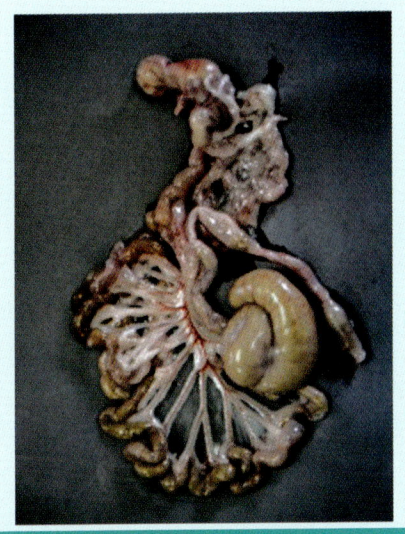

图9-11　胃、小肠、大肠的检查

（5）胰脏的检查　首先检查胰脏的色泽和硬度，然后沿胰脏的长径和切面检查有无出血和寄生虫。

（6）肾脏的检查　首先检查肾脏大小、硬度，被膜是否容易剥离，肾表面的色泽、平滑度，有无瘢痕、出血等变化。然后检查切面皮质和髓质的色泽有无瘀血、出血、化脓和梗死，切面是否隆突，以及肾盂、输尿管、肾淋巴结的性状，有无肿瘤及寄生虫等。检查肾上腺，首先检查其外形、大小、色泽和硬度，然后做纵切和横切，检查皮质、髓质的色泽及有无出血。

（7）心脏的检查　首先检查心脏纵沟、冠状沟的脂肪量和性状。其次检查心脏大小、心肌色泽、心外膜有无出血和炎性渗出物及寄生虫等，剪开心腔，检查心内膜色泽和有无出血，瓣膜是否肥厚。

最后检查心肌的色泽、硬度，有无出血和变性等。

（8）肺脏的检查　首先检查肺脏的大小、肺胸膜的色泽，以及有无出血和炎性渗出物等。其次检查有无硬块、结节和气肿。再次剪开气管和支气管，检查黏膜性状，有无出血和渗出物等。最后检查左右肺叶横切面的色泽和血液数量，有无炎性病变、寄生虫结节等。

（9）口腔的检查　检查牙齿的变化，口腔黏膜的色泽，有无外伤、溃疡和糜烂，黏膜有无出血，外伤和舌苔的情况。

（10）咽喉的检查　检查黏膜色泽、淋巴结的性状及喉囊有无积脓。

（11）鼻腔的检查　检查鼻黏膜的色泽和有无出血、炎性水肿、结节、糜烂、溃疡、穿孔及瘢痕等。

（12）下颌及颈淋巴结的检查　检查下颌及颈淋巴结的大小、硬度、有无出血和化脓等。

（13）脑的检查　打开颅腔后，检查硬脑膜和软脑膜有无充血、瘀血及有无寄生虫，检查脑脊液的数量、性状等。切开大脑，检查脉络丛的性状及脑室有无积水，然后横切脑组织，检查有无出血及坏死等。

（14）膀胱的检查　检查膀胱的大小、尿量及色泽，黏膜有无出血、炎症和结石等。

（15）子宫的检查　沿子宫体背侧剪开子宫角，检查子宫内膜的色泽，有无充血、出血及炎症等。

（李梦　刘晓楠）

参考文献

[1] 秦川，魏泓.实验动物学［M］.北京：人民卫生出版社，2015.

[2] 秦川，谭毅.医学实验动物学［M］.北京：人民卫生出版社，2020.

[3] 李垚，陈学进.医学实验动物学［M］.上海：上海交通大学出版社，2019.

[4] 崔淑芳，陈学进.实验动物学［M］.上海：第二军医大学出版社，2013.

[5] 刘彭轩.Perry小鼠实验标本采集［M］.北京：北京大学出版社，2022.

[6] 刘彭轩.Perry小鼠实验给药技术［M］.北京：北京大学出版社，2022.

[7] 杭燕南，庄心良，蒋豪，等.当代麻醉学［M］.上海：上海科学技术出版社，2002.

[8] 林德贵.兽医外科手术学［M］.北京：中国农业出版社，2020.

[9] 美国兽医协会.美国兽医协会动物安乐死指南（2020版）［M］.卢选成，李晓燕，刘晓宇，译.北京：中国农业出版社，2022.

[10] 陈耀星，李福宝.动物局部解剖学［M］.北京：中国农业大学出版社，2010.